なぜか心がもやもやする、
イライラしやすい……、
疲れやすさ、感じてませんか？

intro

毎朝通勤電車で
イライラ、
会社では新入社員に
イライラ……

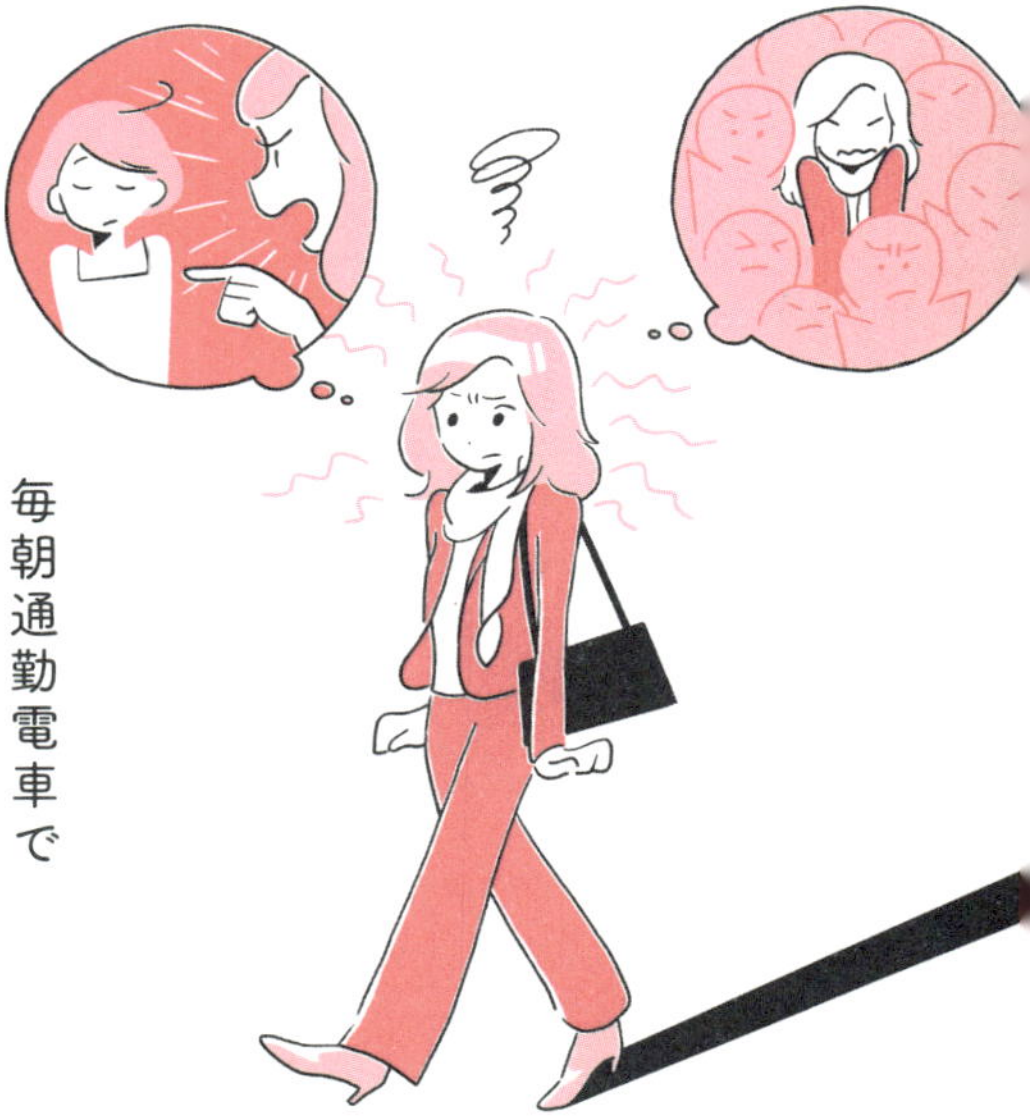

自分のできないところを
責めてしまう、
寝る前に不安や考えごとで
頭がいっぱい……

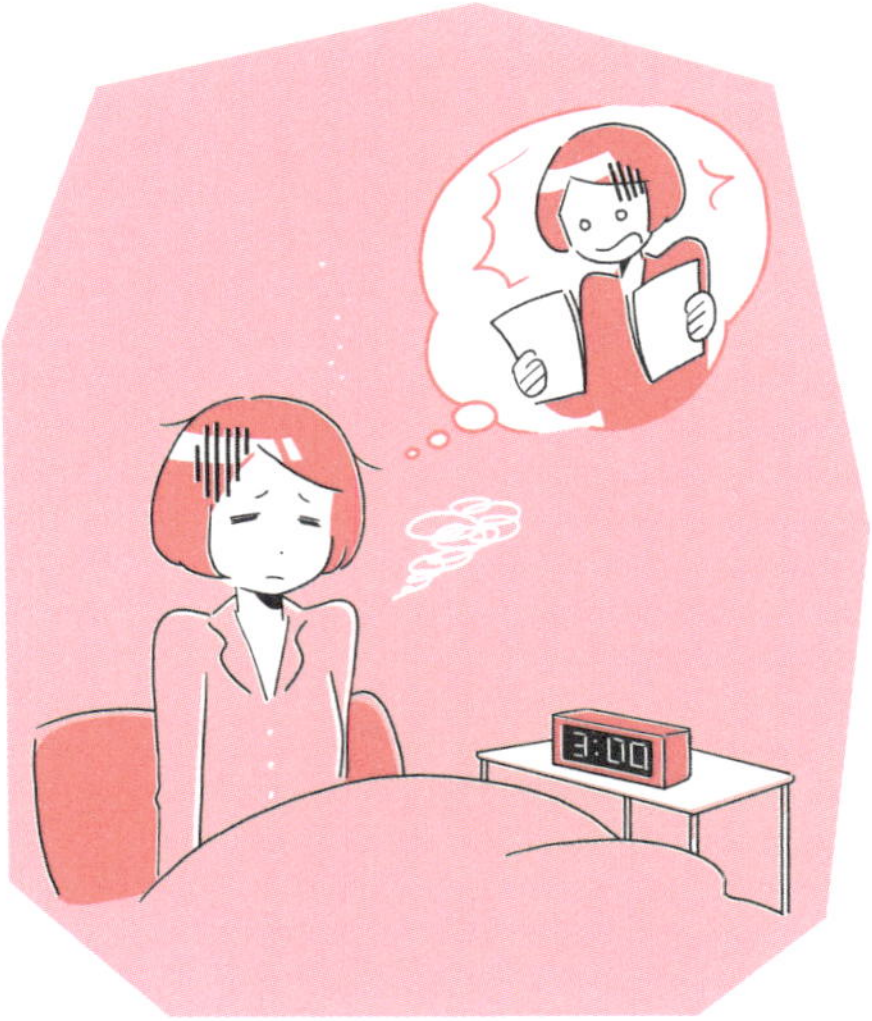

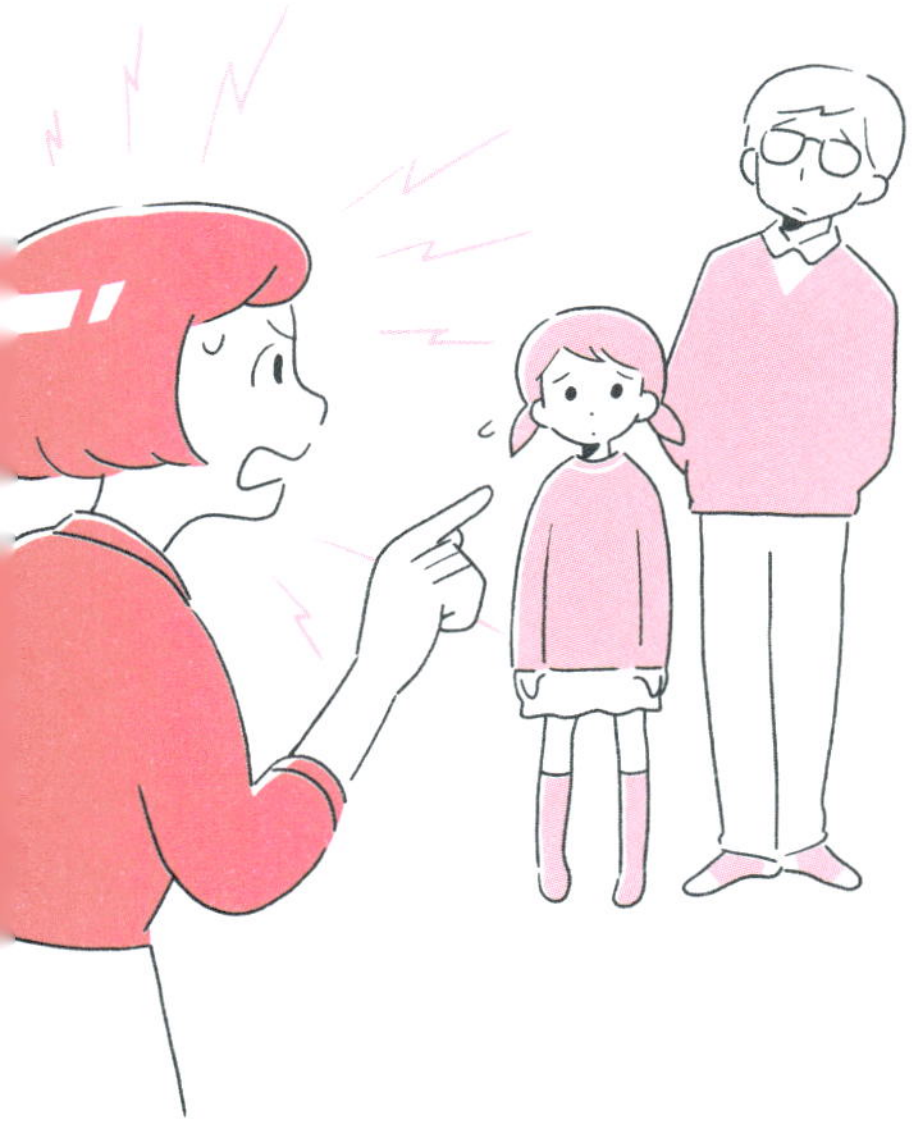

夫や子どもに
イライラして、
すぐ怒ってしまう自分に
自己嫌悪……

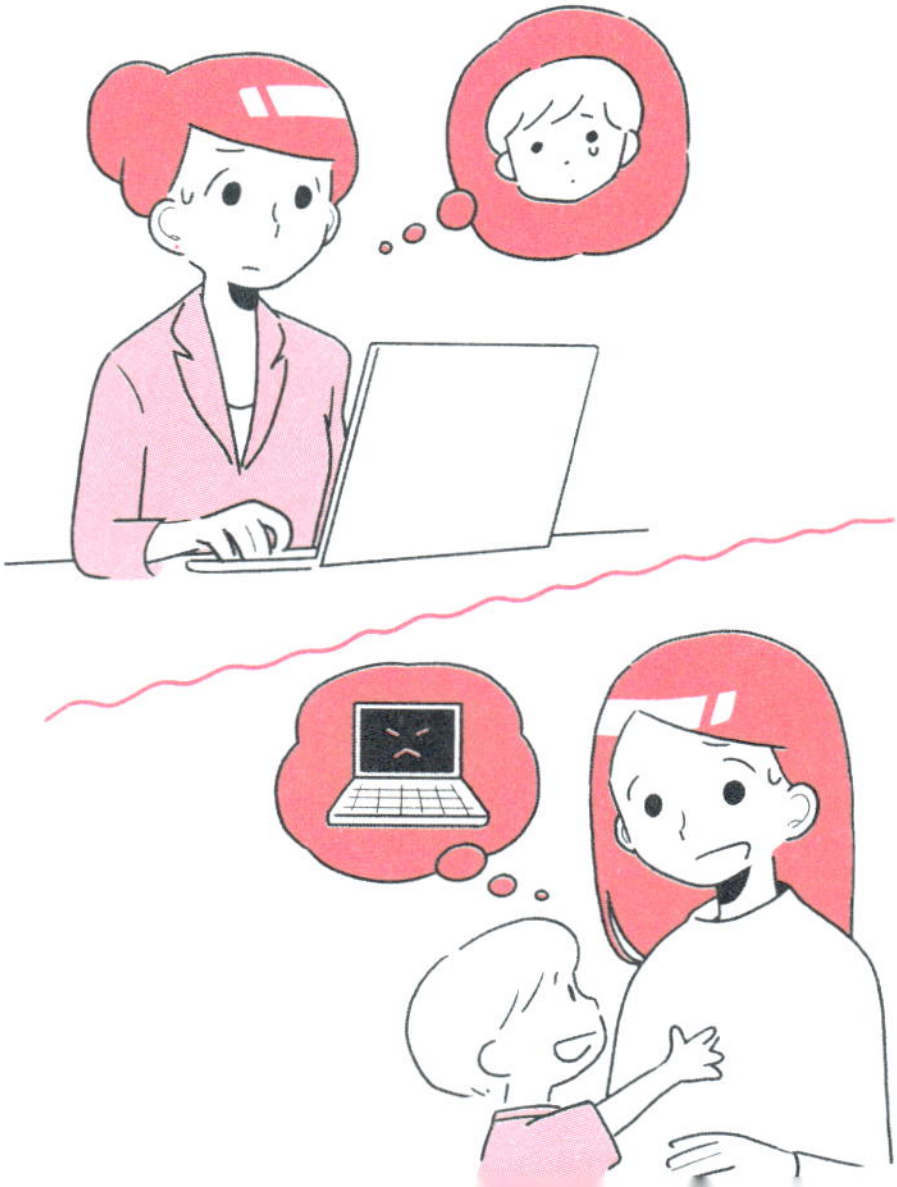

仕事中は子どものことを、
子どもといるときは
仕事のことを考えてしまう。
目の前のことに集中できない……

「忙しくて休むヒマもない」

そんな人にこそ試してほしい、

心の休ませ方があります。

そろそろ自分を大切にする暮らし、

始めませんか。

荻野淳也
Junya Ogino

心のざわざわ・イライラを消す

がんばりすぎない 休み方

すき間時間で
始める
マインド
フルネス

文響社

ついがんばりすぎてしまう方へ

毎日忙しい。仕事や家事、いつもやらなければいけないことに追われている。無理していいるつもりはないけれど、いつもなんとなく疲れている。スケジュールはぎっしりで充実しているはずなのに、日々に流されていってしまうような感覚になる。SNSを見れば周りの人のキラキラした毎日が目に入り、人と比べて自信がなくなる……。

そんな風に心のざわざわ、もやもやを感じてしまうときが、誰だってあると思います。特に今の時代の女性は、仕事、結婚、子育て、自分らしい生き方など、いろいろな役割を果たそうと、ついがんばってしまう方が多いようです。

「ちょっと疲れたかも」と思うことが増えてきたなら、もう少し自分の心とからだを休ませてあげてもいいかもしれません。それは甘えではなく、心とからだをすこやかに保つために必要なことなのです。

時間がない人のための休み方

「休みたくても、休む暇がない……」、忙しい人はそう感じるかもしれません。そんな人にこそ知っていただきたい、心を落ち着かせて脳を休める方法があります。

「マインドフルネス」という言葉を聞いたことがあるでしょうか。

マインドフルネスとは、「今この瞬間」に注意を向けた状態を言います。

それを目指すためのエクササイズのひとつが、マインドフルネス瞑想です。宗教的な部分を排除し、ビジネスパフォーマンスとリーダーシップ、心身の健康などの向上のためのプログラムとして、今や世界中の多くの企業において実践されています。

マインドフルネスが心とからだにどんな良い効果をもたらすかについては、近年さまざまな研究が進んでいます。

もともとは今この瞬間に集中することで集中力を高めたり、感情の変化に気づいたりすることが主ではありましたが、その結果、広く健康効果があることがわかってきています。

心に良い効果

・ポジティブな感情が高まる
・うつ感情が抑えられる
・不安症が抑えられる
・ストレスが緩和される
・心が豊かになり人間関係が広がる
・思いやりのある人になる
・寂しさを減らす
・感情制御力が高まる
・内省する力が高まる

からだに良い効果

・免疫機能を高める
・痛みを鎮める
・炎症を細胞レベルで抑える

実際にマインドフルネスを半年以上続けている方々に、どんな変化があったか聞いてみると、こんな声が返ってきます。

子育て中のとあるお母さんは、ヒステリックに怒ることがなくなったそうです。以前は感情的になりやすいたちだったのが、怒るときのレベルが以前を10とすると7くらいになったそうで、子どもにも喜ばれたそうです。

フリーランスで働くとある女性も、感情の起伏をコントロールできるようになったと話していました。問題が起こったときにもパニックになるのではなく、「大丈夫」と心を落ち着かせて、ひとつひとつに対処できるようになったそうです。

外資系IT企業でバリバリ働くとある女性は、毎週月曜日、マインドフルネスを社内の何人かでやるグループを立ち上げたそうです。休み明けの月曜日は気持ちが重くなりがちですが、毎週参加している人からは、「月曜日が楽しみになった」「1週間の切り替えになる」と好評だそうです。

冒頭に挙げた例のように、ストレスの原因に対して反射的な反応を繰り返していると、いつまでもストレスが続く生活から抜け出すことができません。

マインドフルネスをすることで自分の心の状態に気づけるようになり、ストレスの原因に出あったときにどのような反応をするか、自分で選べるようになるのです。

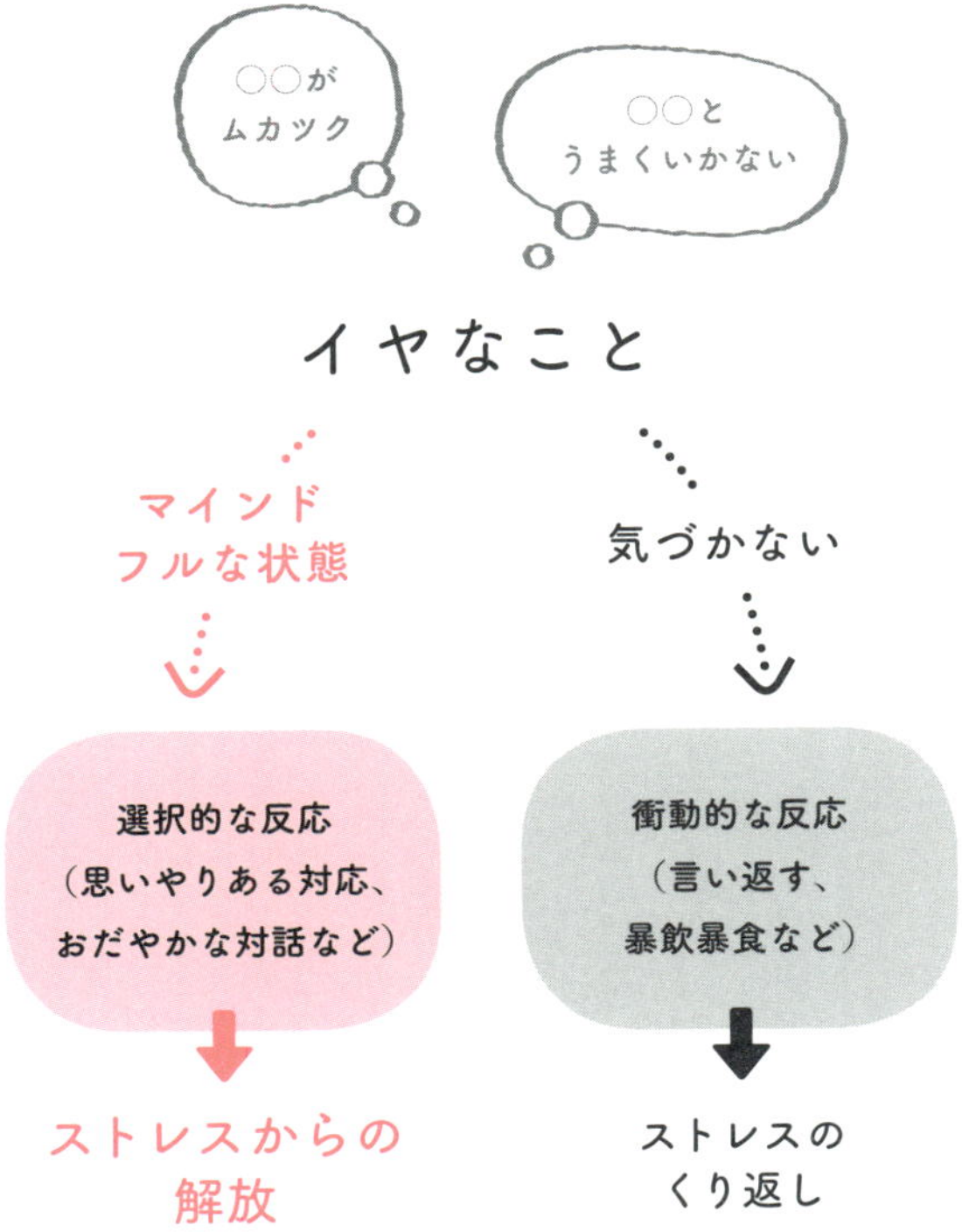

「瞑想」って怪しくない？

瞑想と聞くと、怪しいイメージを持たれる方も多いかもしれません。

実際マインドフルネスはもともと仏教の禅の教えをベースとしています。宗教色の強いものに抵抗感がある方もいると思います。

しかし新しいものにはいつだって不安を感じる人がいるものです。たとえば、今では若い女性から年配の男性まで多くの方に親しまれるヨガですが、日本で知られるようになった当時は「宗教っぽい！」「怪しい！」「本当に効果があるの？」と、いろいろなことをいわれていました。でも実際に始める方たちがからだと心で良さを感じ、イメージが変わっていくことで怪しさは払拭されていきました。

マインドフルネスもそういった流れの中で、今まさに研究が進み、効果を実感する人が増えてきている心のエクササイズといえます。

近年ではプロテニスプレーヤーのノバク・ジョコビッチ選手、サッカーの長友佑都選手や本田圭佑選手など、多くのアスリートが瞑想を取り入れ始めています。マインドフルネスは「心と脳の筋トレ」と公言する選手もおり、セルフコンディショニングにも大きく貢献しているといえるのです。

グーグルが認めた心のトレーニング

ひとつのことに集中しようと思っても、メールやメッセンジャーの通知が届き、いつのまにかマルチタスクになってしまうことはないでしょうか。情報量が増え、変化がめまぐるしい今の時代は、私たちには常にストレスがかかっており、集中して何かに取り組んでいくことが困難になっています。そんな時代に活躍し続けたい人にとってマインドフルネスは有効なため、最近ではグーグルやフェイスブック、P＆Gやフォードなど、世界の名だたる企業が取り入れ始めています。

マインドフルネスを企業単位で実践することは、「ウェルビーイング（well-being）」と呼ばれる〝真の健康〟を、働く一人ひとりが手に入れることにつながり、企業の発展にもつながります。WHOの健康の定義は、「健康とは、病気でないとか、弱っていないということではなく、肉体的にも、精神的にも、そして社会的にも、すべてが満たされた状態にあること」（日本WHO協会訳）。つまり、「からだが病気ではない」というだけでは、本当の意味で健康とはいえないのです。

特にマインドフルネスの取り組みに力を入れているのがグーグルです。革新的な技術を生み出し続けるグーグルは、結果を求める厳しい環境であるからこそ、社員一人ひとりのウェルビーイングにも力を入れており、2007年から「Search Inside Yourself（サーチ・インサイド・ユアセルフ）」というマインドフルネスをベースにした能力開発プログラムをおこなっています。このプログラムのすばらしさに魅せられた私は、ヤフーをはじめ多くの日本企業に対して、マインドフルネスに基づく研修を長年実施してきました。

誰でも、いつでもできる

実際にマインドフルネスをやってみて、「うまくいかないな」と思い込んでやめてしまうことがないように、まずは知ってもらいたいことがあります。

❶誰でもできる

マインドフルネス瞑想は誰にでも習得可能なエクササイズです。よくマインドフルネスをやっても「うまく集中できないからやめてしまった！」と挫折を告白してくれる人がいます。ですが、マインドフルネスは実感できるまでに個人差がありますし、雑念に気づいているときもマインドフルネスの状態といえます。

瞑想を始めると雑念が湧くかと思いますが、そのときは「湧いたからダメ」と思うのではなく、雑念に気づき今の呼吸に集中することを繰り返せばいいのです。

❷ジャッジ（評価）しないことが大切

「できた」「できない」となんでも白黒はっきりつけたがる人もいるかもしれません。ですがマインドフルネスの大切な考えのひとつは「ジャッジしない」という心です。「雑念が湧いているから瞑想できない」と考えるのではなく「雑念が湧いているんだな」と、ただ今の状態をあるがままに受け止めることが大切です。「ダメ」「できてない」と決めつけると、どうしても心をその時点で閉ざしてしまいます。瞑想中は、偏ったジャッジメントを手放していきましょう。

❸ すぐに効果が出るとは限らない

マインドフルネス瞑想をおこなうと、1日2日で大きな気づきが得られると思い、予想に反して実感ができずガッカリされる方がいますが、そもそもマインドフルネスの効果を感じられるまでには個人差があります。もともとの集中力などにもよりますが、誰にでも即効性があるものとはいい切れません。人によっては効果を感じるまで半年ほどかかったと話される方もいらっしゃいます。ただ多くの方の平均値をお伝えすると、毎日5〜10分の瞑想を3週間くらい続けると、心の変化を感じるようです。

❹ 一呼吸からどこでも始められる

「マインドフルネスには興味があるけど、毎日続ける時間がない」という声をよく耳にします。理想は毎日5〜10分くらいしっかりと瞑想をおこなうことですが、忙しくてその時間もとれないときなどは1分おこなうだけでもいいですし、もっといえば瞑想でなくても大丈夫です。

過去に教えた生徒さんの中には、「瞑想の時間はとれないけど、毎日のシャワーの時間だけマインドフルネスを意識しています」という方もいらっしゃいます。自分の中で一番習慣づけしやすいタイミングで、まずは継続することを目指しましょう。

基本の呼吸と姿勢をやってみよう

最初に、マインドフルネスの基本の瞑想についてご説明します。

基本の姿勢

❶イスに腰掛け、骨盤を立て、脚は組まずに地面に足裏がついていることを意識して座ります。
❷背骨の1本1本がまっすぐにスッと伸びるイメージで背筋を伸ばし、肩を3〜4回まわして、胸を開いていきます。
❸両手をヒザの上に乗せます。
❹目を閉じるか半眼にして、ゆったり構えます。

このとき背中が痛くなってしまう人は、クッションなどで補助を入れ、落ち着いて呼吸に集中できる体勢を見つけてください。

基本の呼吸

呼吸は鼻から吸って鼻から吐き出し、吸うときにお腹がふくらむ、吐くときにお腹がへこむ腹式呼吸でゆったりおこないます。ですがマインドフルネス瞑想は呼吸に厳密な決まりはありませんので、ご自身でリラックスできる呼吸を繰り返すことを大切にしていきます。

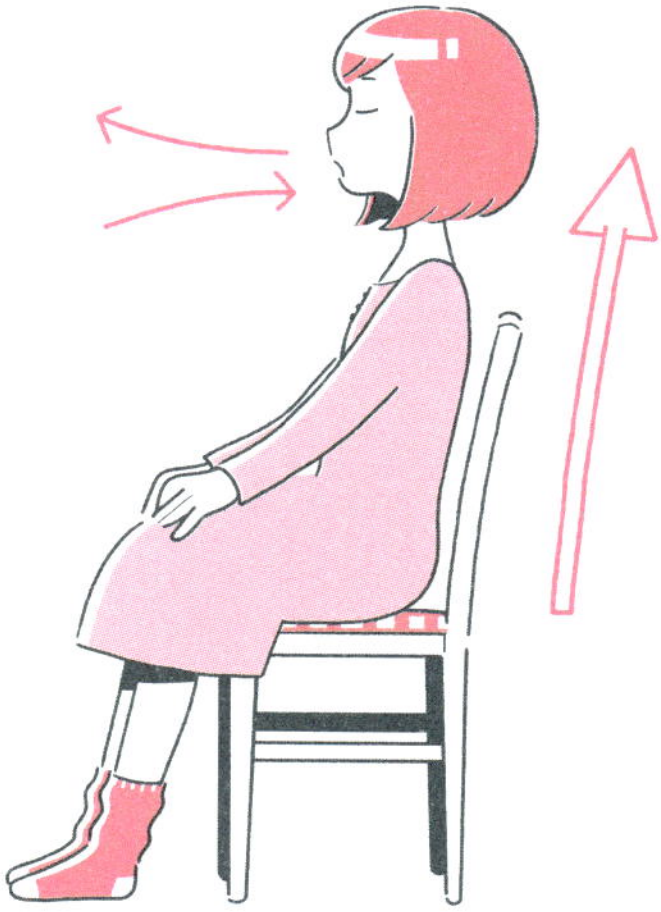

姿勢が整った状態で、基本の呼吸を繰り返します。ちなみに寝転がってのマインドフルネスは、眠くなってしまうので、基本はおすすめしません。

瞑想の時間は、初心者の方は5~10分から始めていきます。慣れている方や、より深い集中を感じたい方は30~40分と時間をかけておこなってみてください。

マインドフルネスをおこなう際、ただなんとなく瞑想を始めるよりも「頭のもやもやをきれいにするために瞑想する」など、始める前に目的や意図を意識してから取り組むことが大切です。

人は目的や意図を意識するだけで、行動や言葉が変わっていきます。マインドフルネスの前には、姿勢を整えると同時に、自分の中での小さな目的を持つことを習慣づけてみましょう。

マインドフルネスが続かない……という人へ

マインドフルネスは、長くおこなうことよりも、毎日続けることの方が大切です。10分の瞑想を続けることが難しくても、一日1度、3回の呼吸に集中することならできるでしょう。

また「瞑想」の時間をわざわざとろうとするのではなく、前からやっている何かの習慣にくっつけてセットにしてしまうのも続けやすいようです。ある女性は、ジムに行く前に必ずやるようにすることで、自動的に習慣になったと話していました。またこのような時間と気持ちの切り替えにも、マインドフルネスは活用できます。

小さなことを続けていけば、だんだんと一日の中で、「今この瞬間」に意識を向けていられる時間が多くなります。暮らしの中の「今この瞬間」を味わう時間が増えていけば、自分の人生のすばらしさを今よりも実感することができるでしょう。

マインドフルネスな状態になるために、厳格なやり方はありません。必ずしも瞑想をしなければマインドフルネスになれないというわけではなく、「今ここ」に集中できていれば、料理中や歩いているとき、食事や会話のときなどでも実践できます。

この本では、「今この瞬間」に気づくための方法をたくさん提案していますので、自分ができそうなもの、自分の生活に合いそうなものから始めてみてください。

万能薬でも魔法でもありません

マインドフルネス瞑想は心のエクササイズのひとつですが、やってみるにあたりいくつか注意点があります。

❶病気やケガが治るものではありません

マインドフルネスは、精神疾患を治療する目的や痛みを軽減する目的など、医療の場でも活用されており、メンタル面やフィジカル面へ効果があることは研究によって明らかにされています。しかし、病気やケガの治療を目的としてマインドフルネスを活用しようと意図される場合は、必ず医師の支援を受けるようにしてください。

❷しばらくの間とにかく続けてみてください

マインドフルネス瞑想は始めてすぐに結果が出る（効果を感じられる）というものではありません。「効果が出てないから」と判断してやめてしまうこと自体、自分でジャッジをしているということになります。評価判断を手放して、しばらくの間は続けてみることが大切です。

❸瞑想は開運法ではありません

瞑想は魔法や開運法ではありません。ただし瞑想をおこなうことで、ネガティブな感情やトラウマを癒やすことができ、結果として日常生活や考え方が変わり、明るくなったり運が良くなったと感じることはあるかもしれません。

マインドフルネスはなんでもかんでも叶えてくれる魔法ではありません。しかしマインドフルネスで生まれた集中力と心の穏やかさを広げていくことで、生活が変わり、人間関係が変わり、生き方も変えることが可能となります。

マインドフルネスを取り入れて、ダイエットや怒りのコントロールに成功した方もいらっしゃいます。ハタから見ると魔法のようでも、それは自分の小さな一歩の積み重ねによって得られた確かな結果なのです。

目次

この本の使い方

本書は7つのパートによって構成されています。

パート1はからだの感覚について、パート2で暮らしについて、パート3で日常の小さな習慣について、パート4で休息について、パート5で人間関係について、パート6でもやもやする心について、パート7で自分をもっと好きになる方法について、取り扱っています。

各パートの最初に、基本のマインドフルネスともいえるようなフォーマルな瞑想を紹介しています。その後に続いて、もともとの日常生活に合わせておこなうことができるインフォーマルな瞑想の方法を、たくさん紹介しています。

すべてできなくてももちろんOK。自分の生活に取り入れたいなと思えたものから、試してみてください。

1

心身不調

Bad Condition

からだの感覚に敏感になる

普段当たり前のように動かしている
自分のからだに注意を向けてみましょう。
まずはマインドフルネスの基本、「ボディスキャン」によって、
自分のからだの声に耳を澄ませてみてください。

からだの声を聴くボディスキャン

感情がざわざわして落ち着かないときは、からだを落ち着けることから始めましょう。からだの状態を知るためには、ボディスキャンがおすすめです。

「はらわたが煮えくり返る」という言葉があるように、感情とからだの感覚は結びついています。そのためボディスキャンでからだの感覚に意識を向けると、怒りや悲しみなど、感情のマネジメントがしやすくなります。

一回あたりの所要時間にルールはありませんが、長いときは1時間ほどたっぷり時間をかけて感覚に集中しても良いですし、時間がない人はお腹や足など、からだの一部位だけに意識を向けてみるのも良いでしょう。

ボディスキャンの最中、からだに意識を向けても何も感じない人もいるかもしれません。そんなとき「自分はできていないんだ」とジャッジして落ち込む必要はありません。「感覚が湧いてこなかった」という事実だけを受け止め、続けていきましょう。

ボディスキャンで自分の身体感覚に敏感になることで、自分の感情の立ち上がりにも敏感になります。怒りや悲しみなど、普段どうすることもできない感情に振り回されない自分を養うことも可能となり、気持ちと折り合いがつけやすくなります。また気づかなかったからだの変化にも敏感になり、体調を整えるのにも役立ちます。

ボディスキャン

1 マインドフルネスの姿勢と同じように、両足を地につけ、背筋を伸ばして姿勢を正し、ゆっくり呼吸を繰り返します。

2 まずは頭のてっぺんに意識を向け、頭頂から意識を下へ降ろしていきます。

3 耳、おでこ、まぶた、顎と、ゆっくり感覚を移動させ、そのとき感じる熱や違和感、安心感に気づきましょう。

4 顔周りの次は上半身へ意識をうつしていきます。このときコリや鈍痛を感じることもあるかもしれません。

5 お腹へとたどりついたら、おへそから指三本下にある丹田《たんでん》に意識を向け、そこに空気が入るイメージで、数回呼吸を繰り返します。

6 余裕のある方は内臓もボディスキャンしていきます。胃や腸が動く感覚があるかもしれません。

7 下半身まで進んだら、足先へ順番に下がっていき、最後は足の指一本一本まで意識を向けます。

8 足裏で地面を押す感覚を味わったら、呼吸に意識を戻し、深い呼吸を3回おこない、目をゆっくり開けましょう。

Bad Condition

01

お腹に手を当てて呼吸をする

呼吸が浅いときは、
緊張しているとき。
1回の深い呼吸だけで
心が落ち着く。

私たちは、緊張したり不安になったりすると、無意識のうちに体がこわばり、呼吸がどんどん浅くなっていきます。またせかせか焦っているときや早口になっているときも、呼吸は浅くなりがちです。

まずは今の自分に意識を向けて、呼吸の速さを感じてみましょう。

呼吸が感じられたら、胸ではなくお腹での深い呼吸に変えていきます。

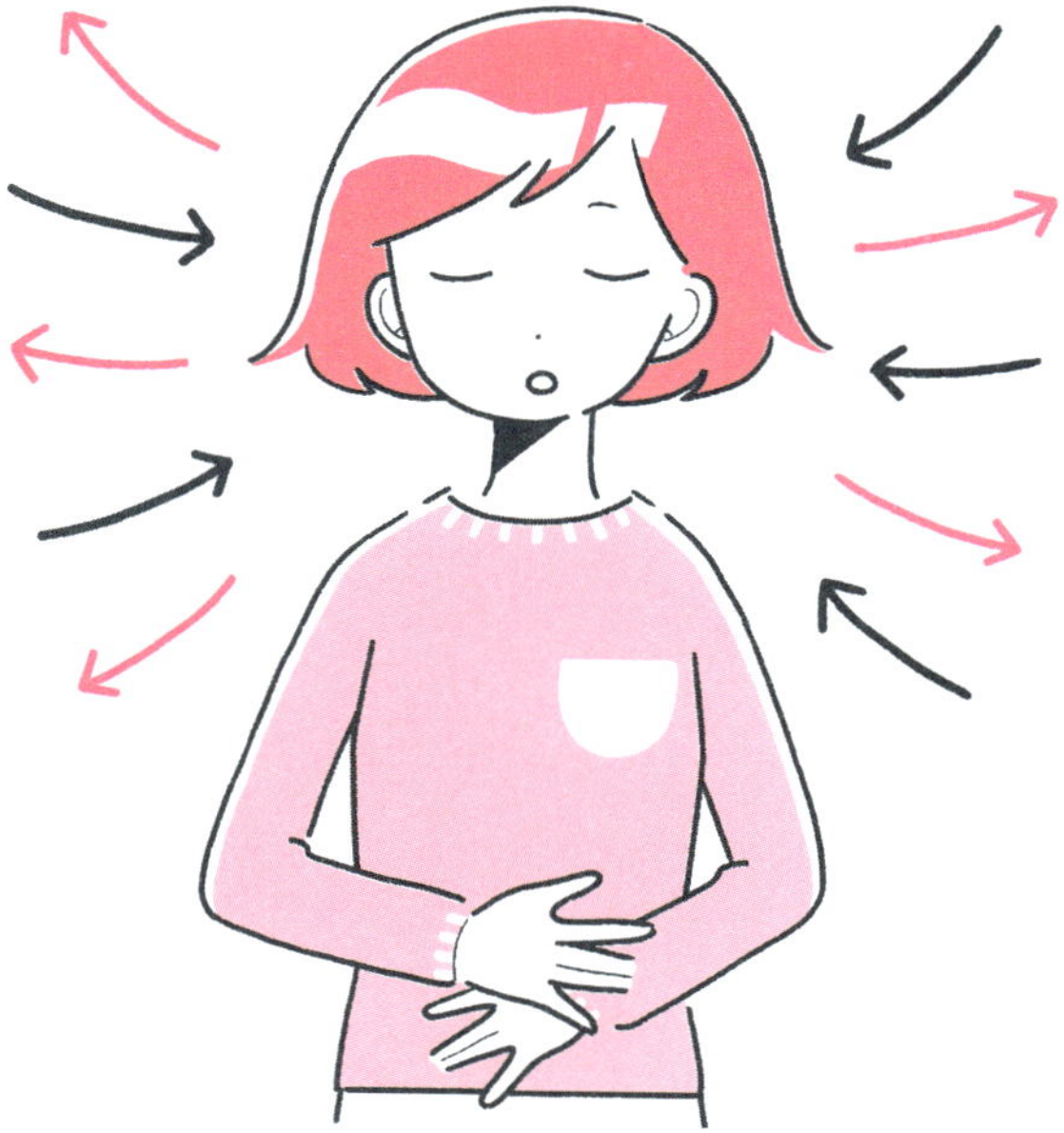

このときお腹に手を当てて、吸う息とともにお腹のふくらみを感じ、少しずつ呼吸を深めていきます。

理想のスピードはありませんが、慣れてきたら一呼吸の時間を意識的に長くし、1回の呼吸に30秒くらいかけてゆっくりとおこなってみるのもおすすめです。

呼吸が深まるとともに、自分の中にあった、焦る気持ちや不安感が和らぎ、心の落ち着きを感じられるかもしれません。

Bad Condition

02

まずは姿勢を整える

感情を変えたければ
今この瞬間の
姿勢を見直す。
それだけで
気持ちが変わる。

この本を読んでいるあなたは、今どんな姿勢でしょうか。背中が丸まっていないでしょうか。**禅の世界には「調身、調息、調心」という考え方があります。**これは「からだを調《ととの》えることで息が調い、息が調うことで心が調う」という考えで、どれかひとつを欠いても、他は成り立たないとされます。

姿勢は心を整える基本であり始まりです。日常を振り返ってみてください。眠気を感じると

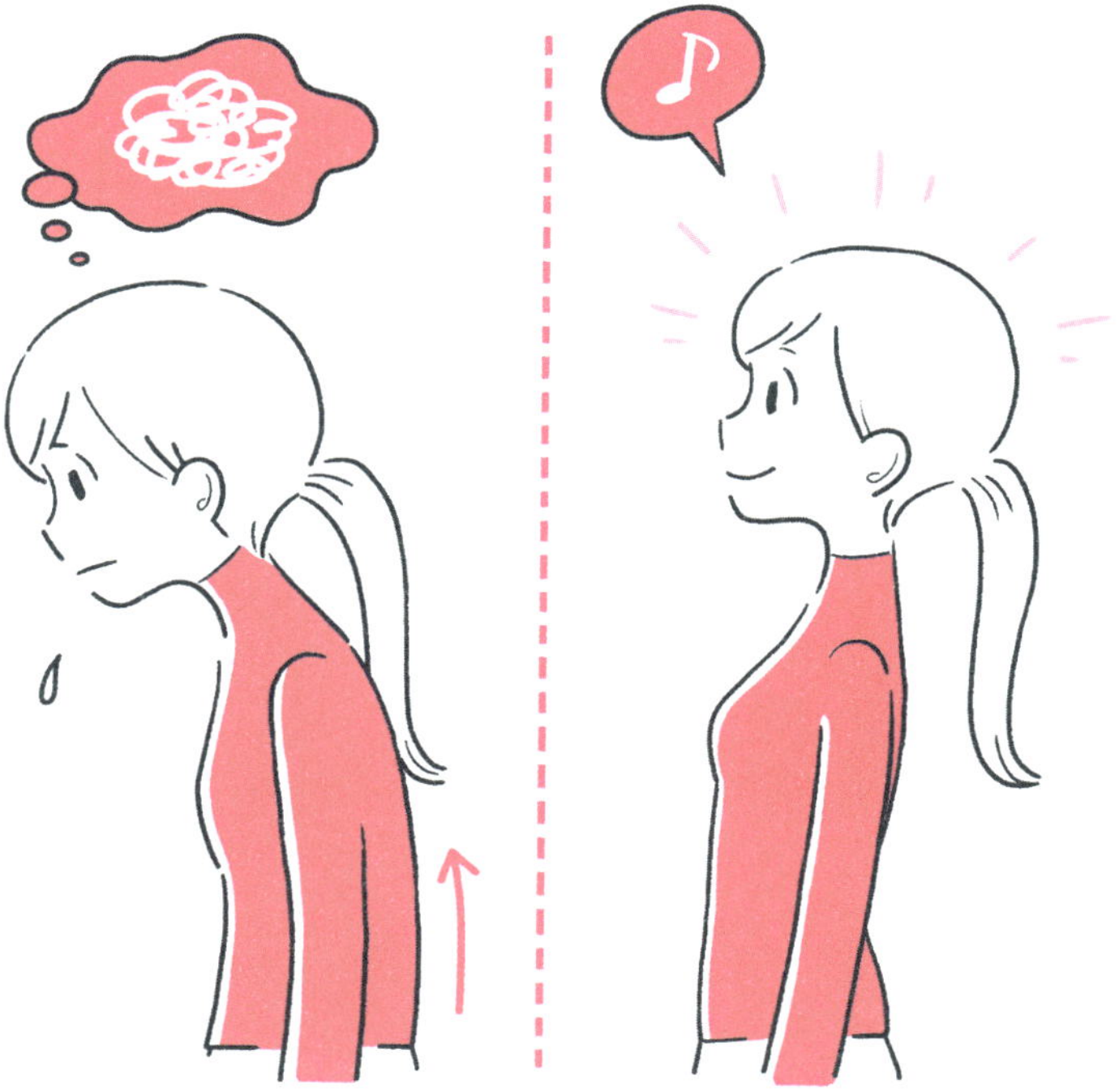

きや、憂鬱な気持ちのときなどは、姿勢が悪くなっていることがほとんどです。人の心というのは、姿勢や行動とリンクしているのです。

小さな実験をしてみましょう。自分の口角を上げてニッコリしながら、思いつくままにネガティブなことを口にしてみてください。言葉が浮かんでこない人の方が多いのではないでしょうか。これも姿勢とネガティブな感情の原理と同じで、心とからだがリンクしているから。笑顔のときはネガティブなことが思いつきにくいのです。

Bad Condition

03 手に感謝しながらハンドクリームを塗る

ハンドクリームを塗りながら手を見る。当たり前の手の感覚に、意識を向ける。

生活の中で一番初めに感覚が伝わることの多い、自分の手。でも手そのものに注目し、労わる瞬間はあまりないものです。

普段ハンドクリームを使っている人は、**クリームを塗るとき、何かをしながら塗るのではなく、自分の手の感覚に集中してみましょう。**

クリームに触れる感覚から、馴染んでいく温度感。指一本一本、関節ひとつひとつへと丁寧に広げていきながら、今この瞬

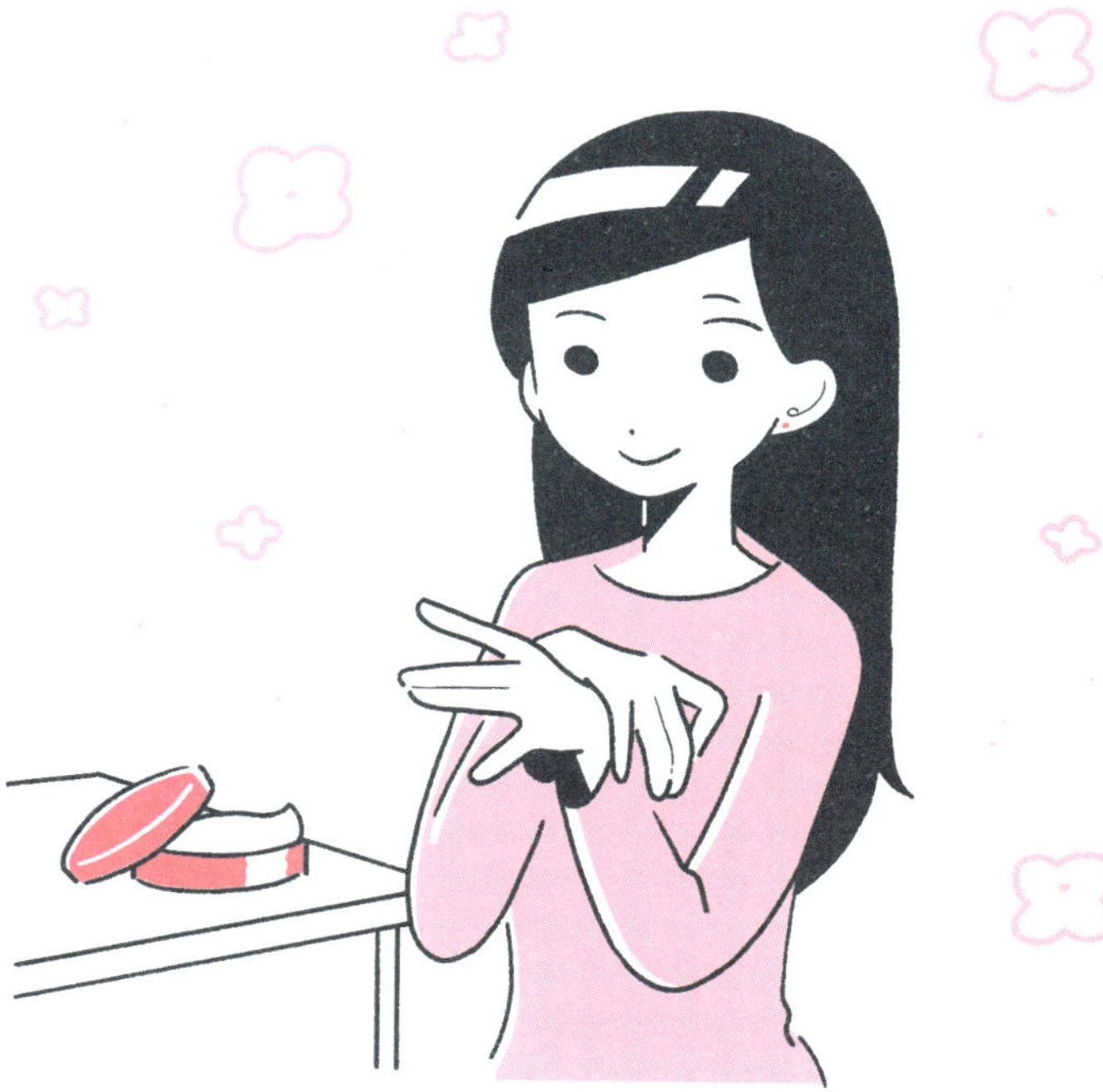

間の目の前にある手に、「いつもがんばってくれてありがとう」と、感謝を向けていきます。

私がご紹介しているマインドフルネスのワークに「手を3分間観察する」というワークがあります。試しに少しの間、手の平を観察してみると、シワの細かさや、ドクドクと脈打つ感覚、ほんのりと温かさを感じるなど、意外とたくさんの気づきがあります。

「手を観察する」ことはこの本を閉じたら忘れてしまいそうですが、ハンドクリームを塗るタイミングで手に集中することならできそうではないでしょうか。

Bad Condition

04

お腹が空くまではごはんを食べない

たまの空腹を味わう。
からだがほしがる
食事の量を、
からだにたずねる。

「一日3食、健康のためにしっかりごはんを食べましょう」、当たり前にいわれることですが、一日3食という考えは、実は江戸時代に伝わったもので意外と新しい考えです。飽食といわれる現代において、一日3回の食事は、むしろ食べ過ぎと唱える医学者もいるくらいです。

私たちは本当に空腹感を感じた上で、食事をしているでしょうか？ ランチの時間がきたから、仲間との飲み会だから、と

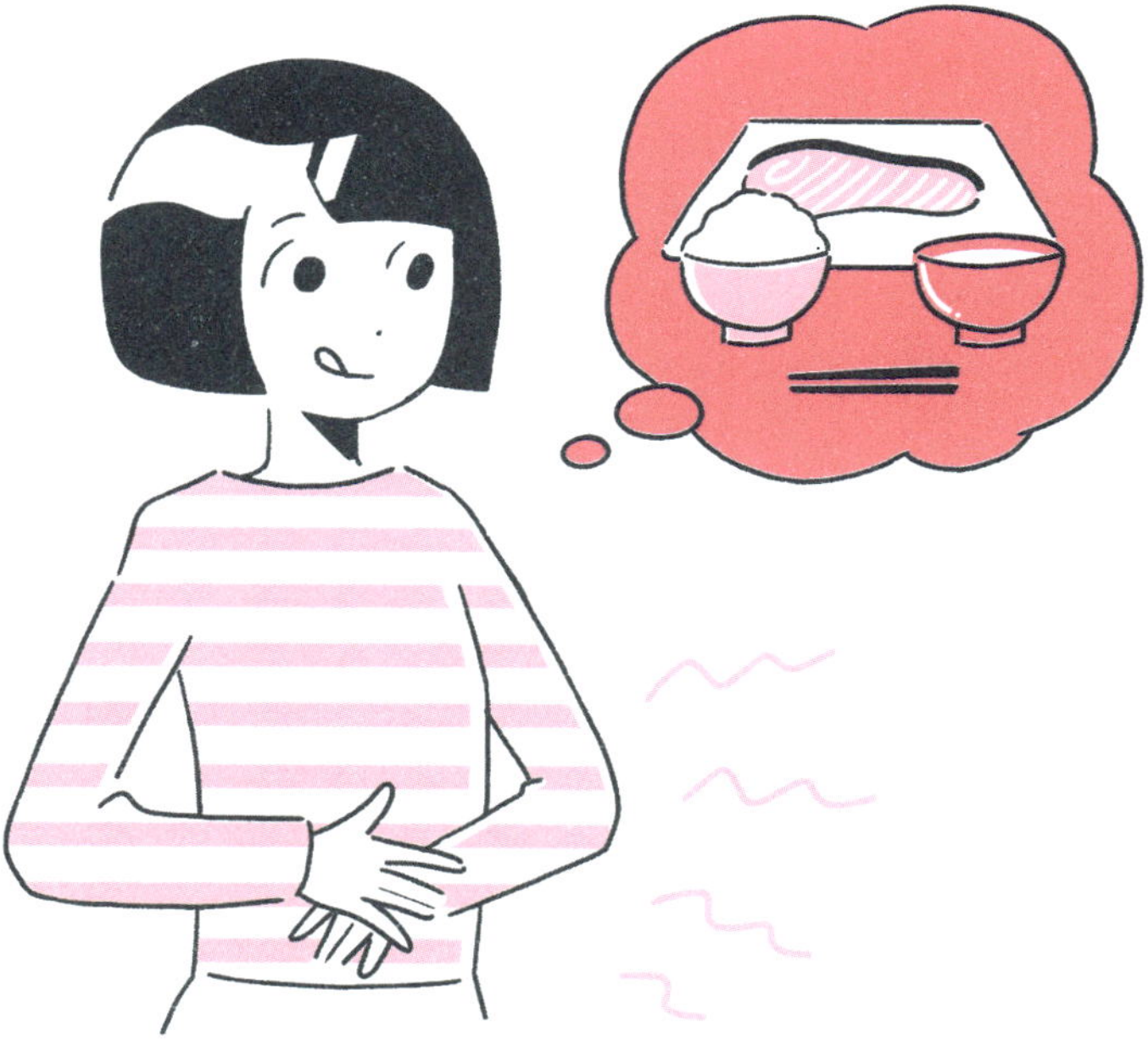

日常のルーティンの中で、お腹が減っていない、もしくは、まだ食欲が湧いていないにもかかわらず、惰性で食事をとっていないでしょうか。3食きっちり食べることにこだわらず、ご自身の空腹感に気づいた上で、その空腹感にしたがって食事のタイミングを決めてみてはいかがでしょう。

間食が習慣になっている人は、空腹を感じないまま、惰性で食べてしまっている場合もあります。しかし適度な空腹感は集中力を高めてくれたり、消化器を休ませてくれる効果もあるとされます。

Bad Condition

05

利き手と反対の手で歯を磨く

からだの使わない部分を使ってみる。不自由だからこそ、気づく感覚がある。

利き手と逆の手で日常の動作をしてみると、不自由さを始め、いろんな身体感覚に気づきます。たとえば右利きの人は、試しに左手で歯を磨いてみてください。

もっと簡単なところでは、パソコンのマウスを使う手を逆にしてみてもいいでしょう。違和感を感じて初めて気づくからだの感覚があります。

人間のからだは、左右バランスは均一なのが良いとされてい

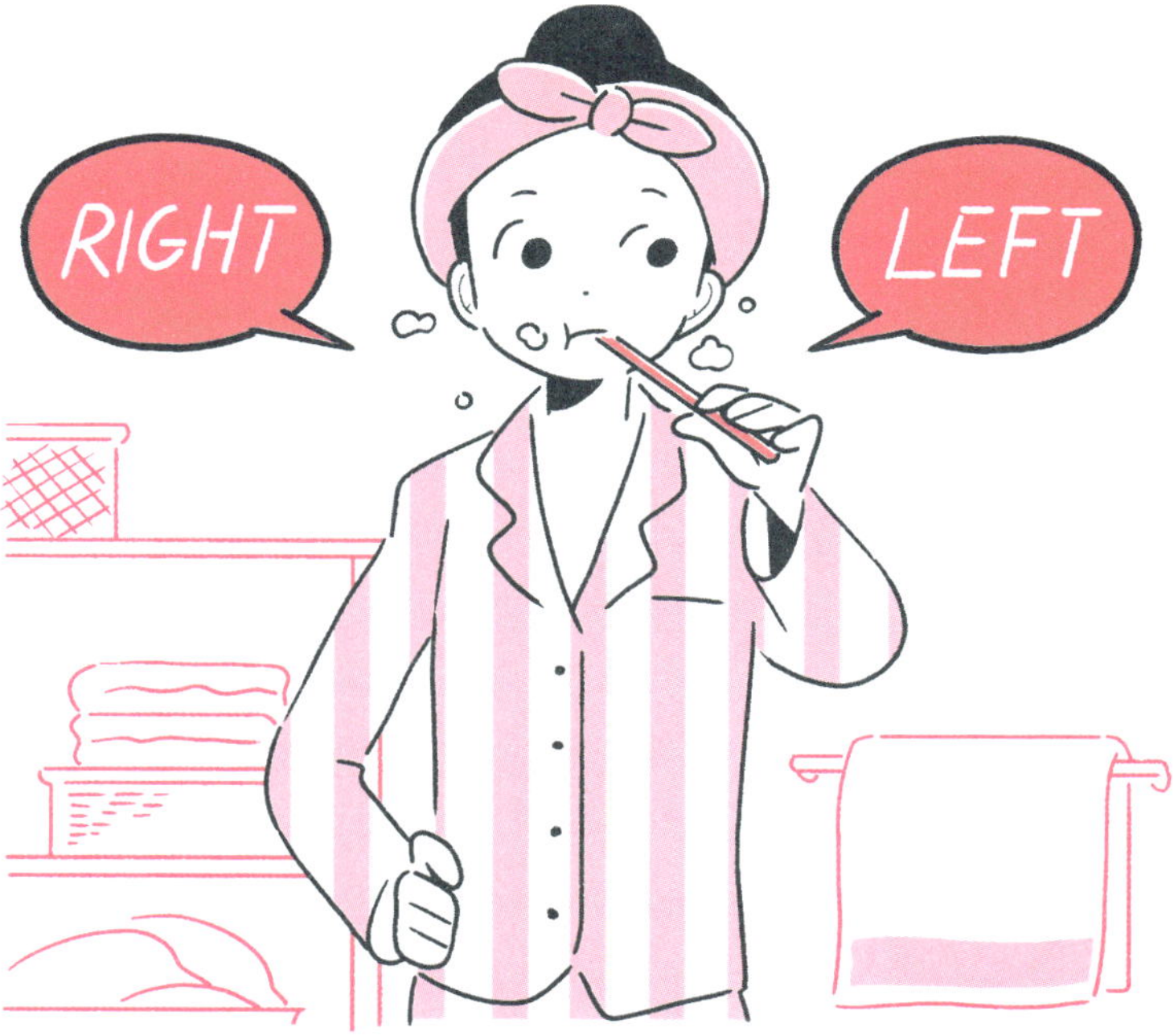

ますが、利き手と逆の手や動かさない部位は、どんどん思い通りに動かなくなり、脳の神経も鈍っていきます。

しかし、脳の神経には可塑性という性質があり、使えば使うほど変化、成長し、活性化することがわかっています。利き手と逆の手を使う、足の5本の指を動かしてみるなど、普段使わない部分を積極的に動かして、目覚める新たな身体感覚を楽しんでみましょう。

Bad Condition

06

自分の「気持ちいい」感覚に素直になる

「気持ちいい」と声を出す。からだの感覚を正直に味わう。

一日の終わりに脚を揉んでみると、その日の過ごし方によって、肌の質感や太さなど、からだの変化に気づくことがあるかもしれません。

脚を揉んであげるとき、テレビなどを見ながらおこなうのではなく、今この脚に意識を向けて揉み、気持ちよさだけに集中してみましょう。

東洋医学において、足指や足裏は内臓と連動しているとされます。一日使った脚に意識を集

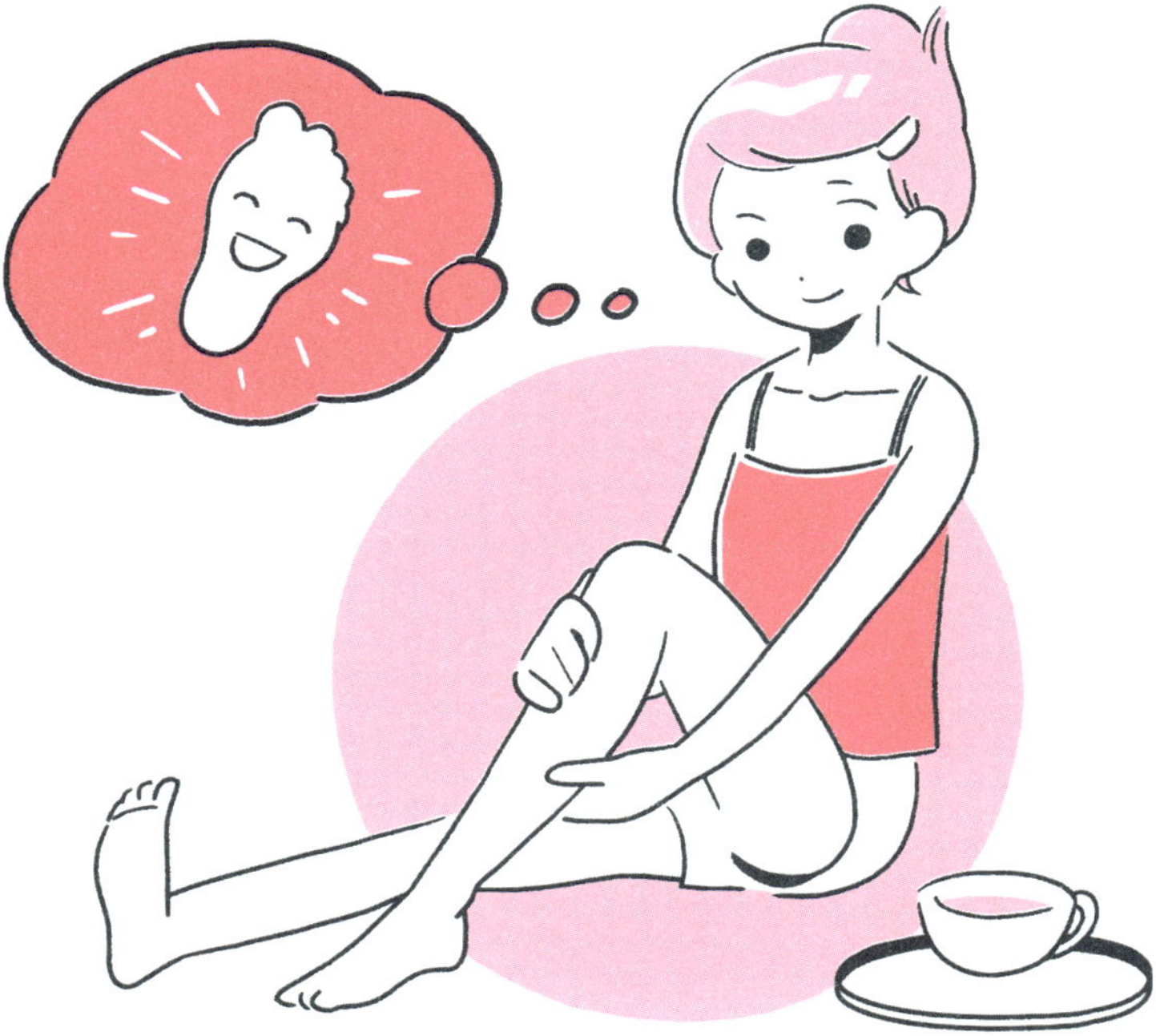

中させて労わることは、心もからだもすこやかにし、明日への元気を湧き立たせてくれるのです。

また凝ったからだをほぐそうとストレッチをするとき、ついその部位を動かして、無理やりにコリをほぐそうとしがちです。むやみに動かそうとするよりも、動きと伸びる筋肉をじっくりと感じて「気持ちいぃー」と声に出し、ポジティブな今の瞬間を味わってみましょう。ストレッチをしたり、脚を揉んだりするときに「気持ちいい！」とプラスの気持ちに気づいて言葉にすることで、心から自分を癒やすことができるのです。

Bad Condition

07

かゆいところや痛いところを観察する

自分自身がかゆみ、痛みと同一化しない。客観的に観察する。

かゆみや痛みを感じるときには、本当にからだのどこかにダメージがある場合と、ただ神経が偽りの反応をしているために、からだに違和感を覚えるときがあります。後者の場合は、刺激を感じる部分を観察してみましょう。「今かゆいなー」「なんだかムズムズするな」そんな風にからだの感覚を味わったら、呼吸に意識を戻しながら違和感を手放します。感覚の変化が起きることもあれば、痛みやかゆ

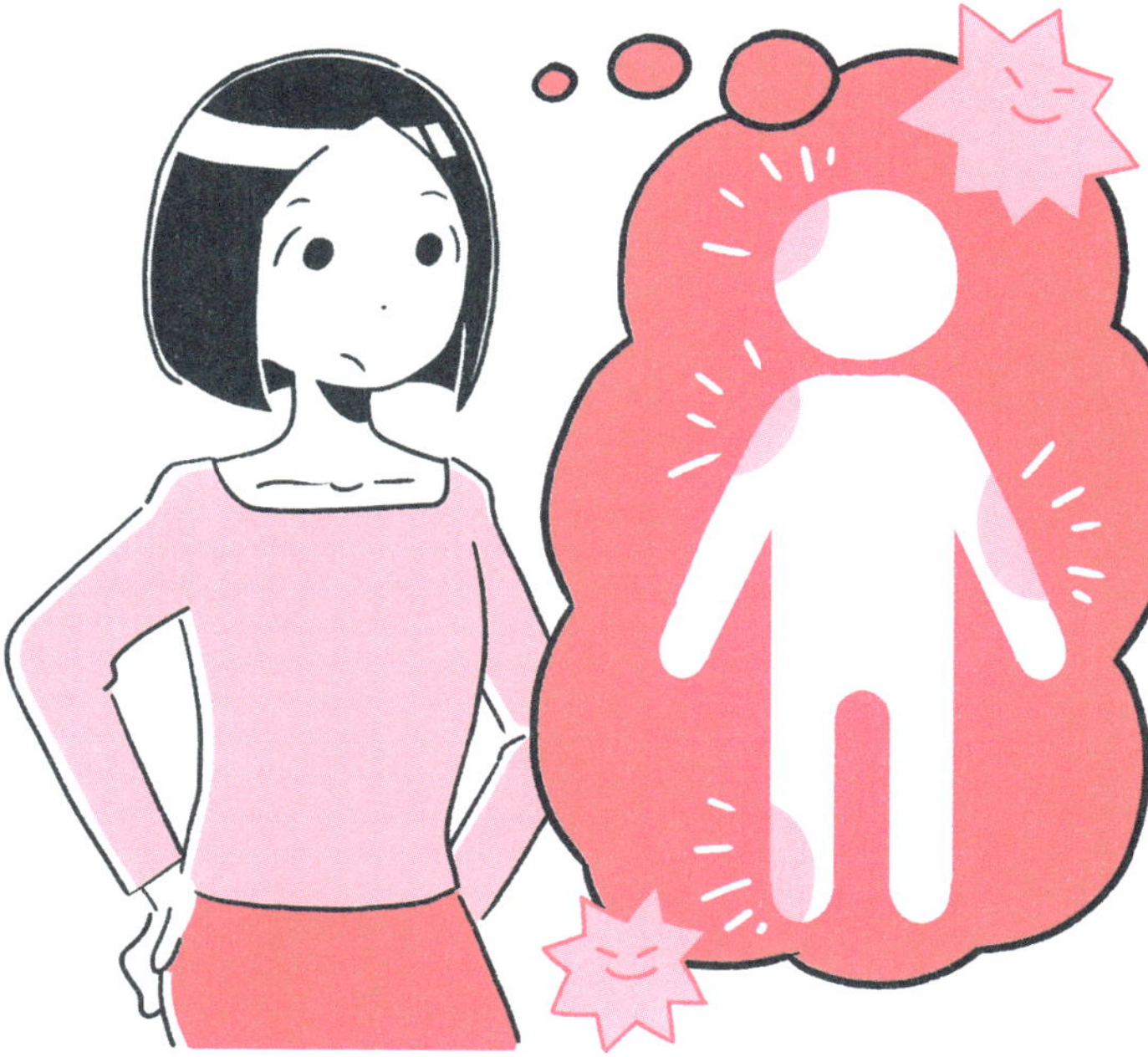

み自体がなくなってしまうこともあるかもしれません。
痛みや痺れなどイヤな刺激には、不安や心配など、負の感情がセットになっていることが多いといわれています。この原理を利用して、マインドフルネスは末期医療に用いられることもあるのです。死期が近い人は、痛みだけでなく、そこに付随するネガティブな感情を整理し、残りの時間をどう生きるかが大切になっていきます。**これから先を不安に思うことよりも、今ここに集中することで不安を手放し、症状が改善しなくとも、穏やかさや満足感を得られることができるとされています。**

2

滅茶苦茶

Confused

きちんとした
暮らしを整える

忙しさに流される感覚のまま生活していると、知らず知らずのうちに
ストレスがたまっていきます。流されるがままでいるのではなく、
暮らしの中のひとつひとつに、自分から気づいていきます。
まずは一番の基本、食べることに意識を向けてみましょう。

食べ過ぎないためのマインドフル・イーティング

ものを食べるとき、私たちは「味わう」という言葉を使いますが、それは口の中で感じる行為だけではありません。目や耳、鼻や手など五感をフルに研ぎ澄ませ、目の前の食べ物に集中することを指します。じっくり観察しながら食べてみると、私たちは普段見逃している食品の色鮮やかさや味の濃さに気づき、始めは驚くかもしれません。

実践した多くの人が、「いつもの半分くらいでお腹がいっぱい！」などの気づきがあり、嬉しい感覚を覚えるようです。

人によっては空腹時だけでなく、イライラしたときのイライラ解消のために「満腹まで食べる」という行動がパターン化してしまっている場合もあります。マインドフル・イーティングで食事の喜びを知ることで、からだにとって本当に必要な食事量がわかっていき、必要以上に食べてしまうことを防ぐことができます。

食べる瞑想
（マインドフル・イーティング）

1 目の前の料理をじっくり観察し、
目で味わいましょう。
野菜の色合いや肉のツヤは
もちろん、器とのコントラストも
楽しめるといいですね。

2 箸やスプーンで取り上げ、
匂いを感じてみます。
持ち上げたときの重みや触ったときの
素材の感じも味わいます。

3 いよいよ口にふくみます。
すぐに噛まず、舌触りや
口の中で広がる味、鼻に抜ける
かすかな香りを楽しみます。

4 ゆっくり噛み、あふれる味わいを楽しみます。
食感の変化や噛む音にも集中します。

5 匂いや音の変化を感じながら30回くらい
噛み、喉を通過する感覚とともに、
一口を終えましょう。

Confused

08 最初の一口だけでも、マインドフルに食べる

一口だけでも
しっかり味わえば、
衝動的に食べ過ぎない。

食べる瞑想は、通常は一度の食事に15分～1時間ほどの時間がかかります。

ひとりの食事が叶わない人や時間がない人は、最初の一口だけマインドフルネス・イーティングをやってみましょう。その一口の集中で、食欲に隠れた欲求の本音に気づけるかもしれません。

人間は刺激に反応する生き物だといわれています。いつも食べ過ぎてしまう人は、自覚のな

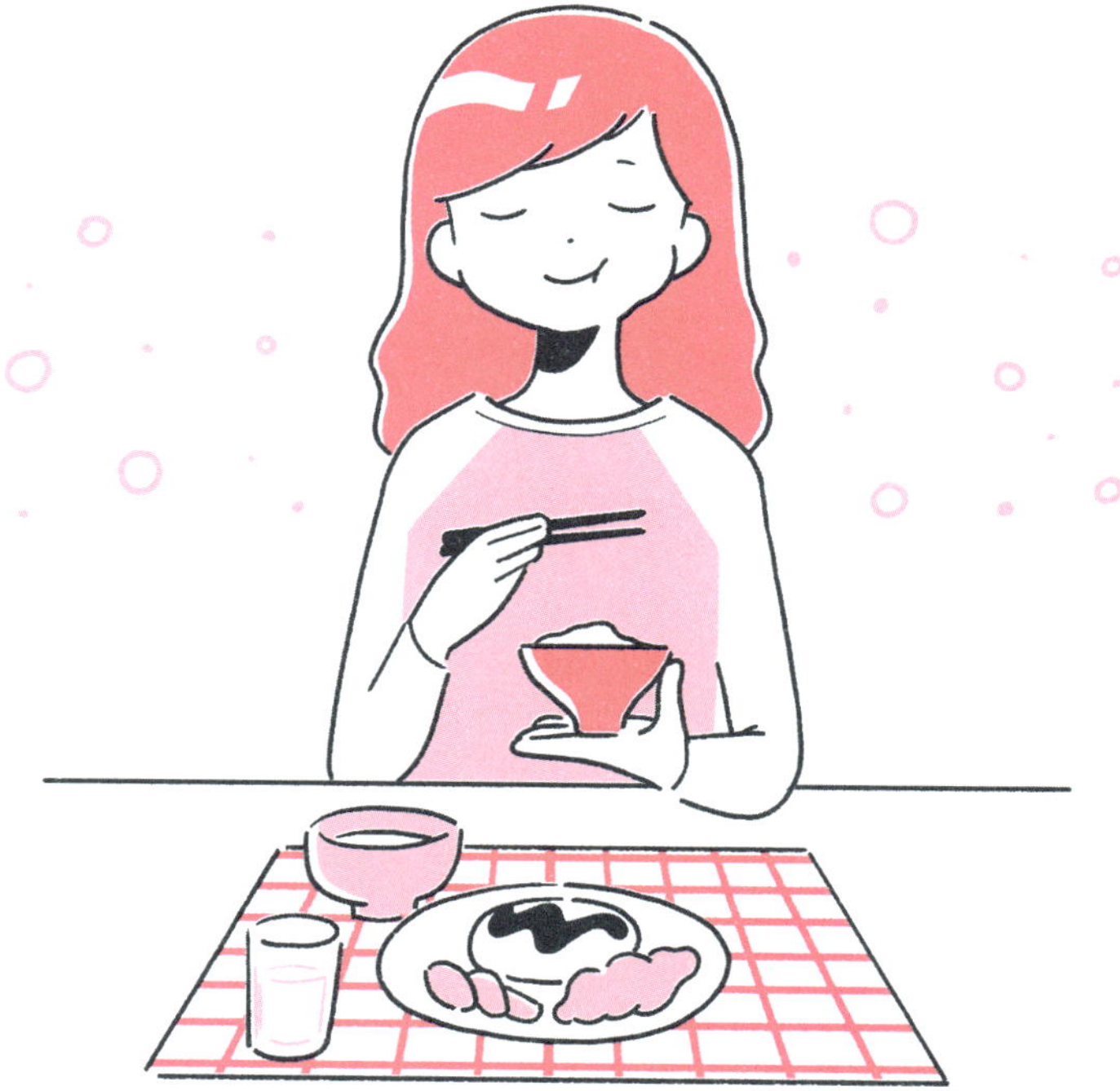

いところで、「刺激＝食べたい」という思考回路ができあがっている可能性もあります。

禅には「知足」という言葉がありますが、これは「足りていることを知る」という意味があります。マインドフル・イーティングができるようになると、どのくらいの量で自分は満たされるのか知ることができます。

刺激に対して、瞑想や運動など、他の対処の選択肢をだんだんと持つことができ、結果としてダイエットになる方もいらっしゃいます。

Confused

09

美味しいお酒を適量飲む

無自覚で飲まない。
自分のペースを知る。

お酒を飲むのが好きな人の中には、美味しいから飲むのではなく、ストレス解消の手段となっている人も多いようです。ストレスを自覚しないで飲み進めてしまうと、ほどよい量を超えてしまいます。

お酒を飲むときに、自分の限界を考えながら自覚的に飲めば、「ここまでは楽しめる」というところでやめることができます。お酒を飲み過ぎてしまう原因にも気づけるかもしれません。意

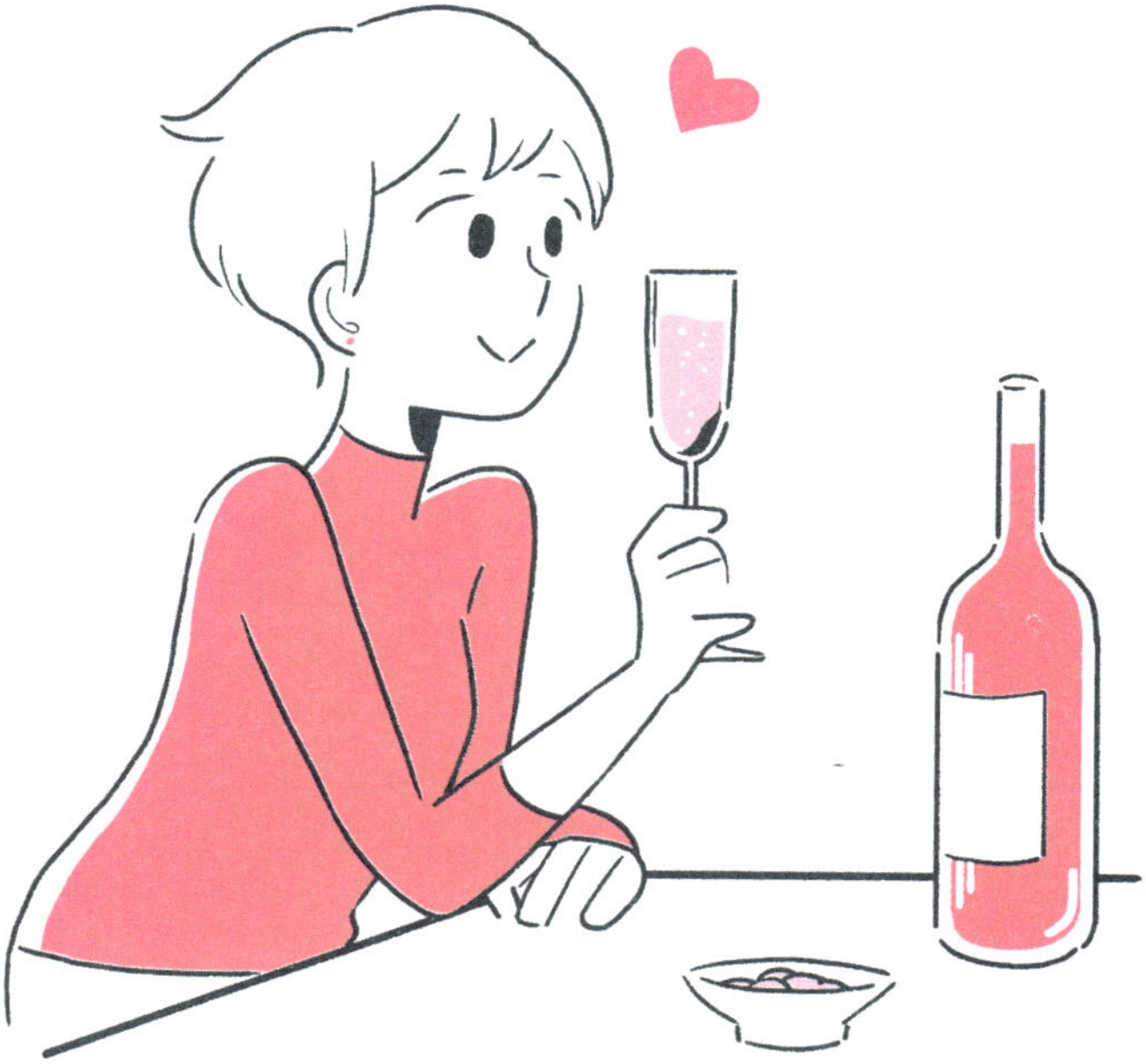

外と「一緒にいる人のペースに合わせて」なんてことが、飲み過ぎの原因になることもあります。

でも、飲み過ぎて翌日後悔することも悪いことではないのです。そこで自分を振り返り、「でも楽しかったからたまにはいっか！」と思えてもいいし「進められるがままに飲んでしまった」と原因を振り返り、5杯飲むところを次は3杯に減らせれば万々歳。

美味しいから飲んでいるのか、楽しいから飲んでいるのか、はたまたストレスから飲んでしまうのか。自分の状態に気づくところから始めましょう。

Confused

10

写真にとらずに、目で楽しむ

流されそうなとき、「本当に私がやりたいこと？」と心に問いかける。

インスタグラムやツイッターなどSNSを利用している方は多いでしょう。しかし最近は「SNS疲れ」という言葉も出てきています。無理せずに楽しむには、アップをする行為の裏側にある「自分の中での意図」に気づくことが大切です。

たとえば「周りがアップしているからなんとなく」や「みんなに羨ましがられたい」などと思うこと自体を、否定する必要はありません。**でもこれらの気**

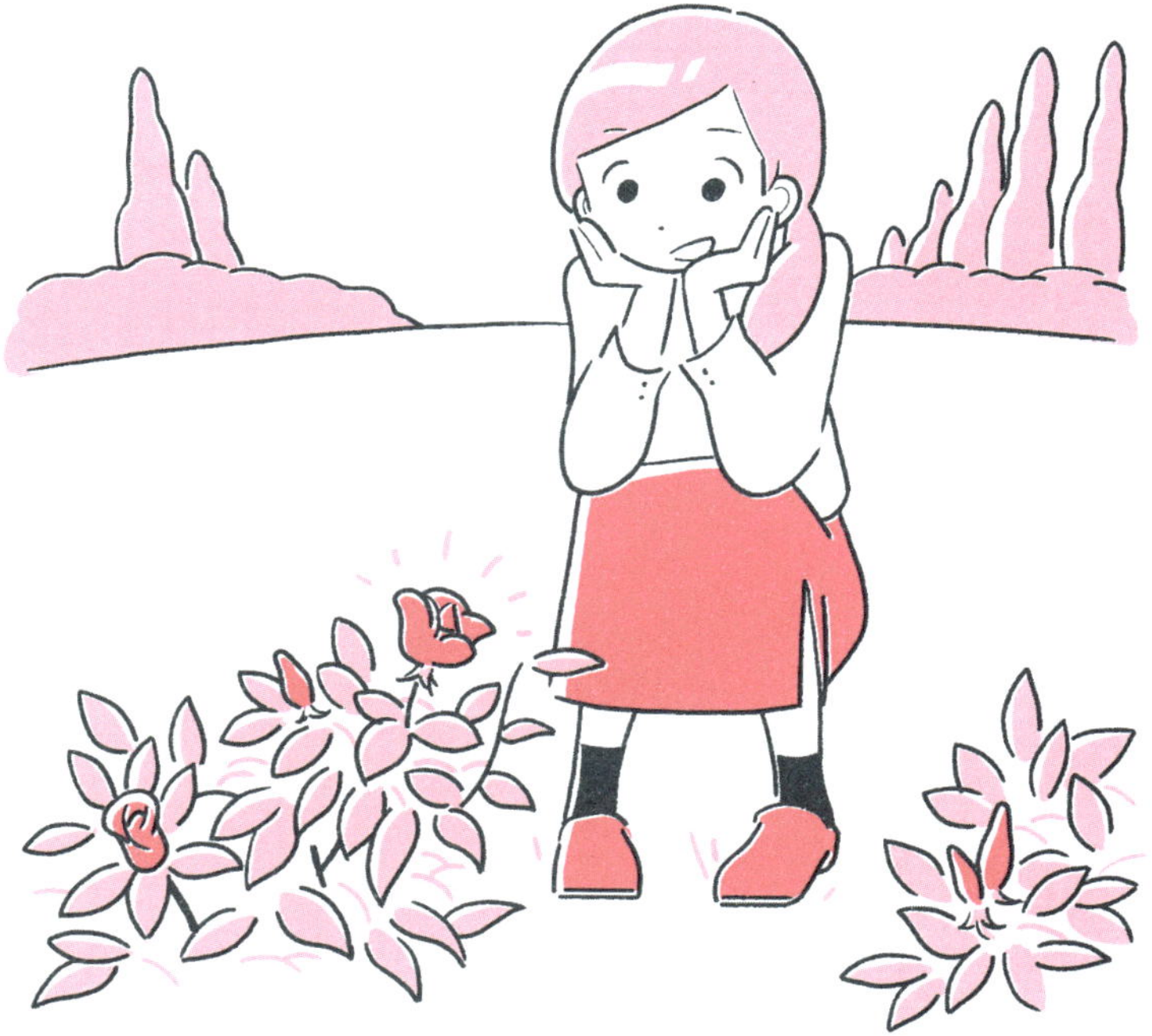

持ちに流されるがままSNSへのアップを続けていると、楽しんでいるはずなのにしんどくなってしまうでしょう。他人から評価されることと、自分の人生を生きること、どちらが大切か一度考えてみてください。

「なんとなく」という理由で、私たちはやたらとスマホで写真をとってしまいがちです。しかしそればかりに夢中になって、今目の前のシーンをしっかり味わい、楽しめていなければ意味がありません。レンズ越しよりも、自分の五感で今をしっかりと観察し、そのときの気持ちを味わう方がヘルシーです。

Confused

11

1か所だけ、徹底的に掃除をする

マルチタスクよりも、
1つに集中する。
私の「作務《さむ》」を決める。

家事を早く終わらせるためマルチタスクで進めがちですが、気持ちが向かないときほど、目の前のひとつの家事に集中してみましょう。例えば全ての部屋を掃除するのは気が重いときは、まずは一か所だけの掃除に徹底的に集中してみてだくさい。

　仏教の世界では、掃除や料理などの労務を「作務」といい、修行の1つとして考えています。**「お皿洗い作務」など、家事も今の私のためだけの修行の1つと思えれば、気持ちが変化するかもしれません。**ちなみにリラックス着として親しまれる作《さ》務衣《むえ》は、もともと作務をおこなう作業着だったことが由来です。

Confused

12 植物を育てる

植物に水をあげる。
自分以外に目を向ける
ゆとりを持つ。

水をあげるなんてすぐできることなのに、それすら忘れて植物を枯らしてしまった……。そんな経験、誰もがあると思います。これも心の乱れのバロメーターの1つで、自分に余裕がない時は、どうしても他に目が向かなくなってしまうのです。植物が家にあると、自分の気持ちのバロメーターになります。

ただ水やりをするだけでも良いですが、植物のお手入れもマインドフルネスにおこなってみましょう。**土や葉の状態、蕾や芽があればそれらをじっくり観察することで、自分の五感が刺激されます。**

Confused

13
睡眠の質を上げる、寝る前のマインドフルネス

寝る前に
呼吸に集中して、
思考のざわざわを
静める。

年齢や体調によって、眠りの質や長さは変化するのが一般的です。でも、元気なのになかなか眠れないと悩む人の多くは、ベッドに入っても頭の中の考えが止まらないことが、眠りの妨げになっている可能性があります。

考えが止まらない心に、不安や恐れ、心配などのネガティブな感情が隠れていませんか？

ベッドタイムにマインドフルネスを取り入れることで、「寝つ

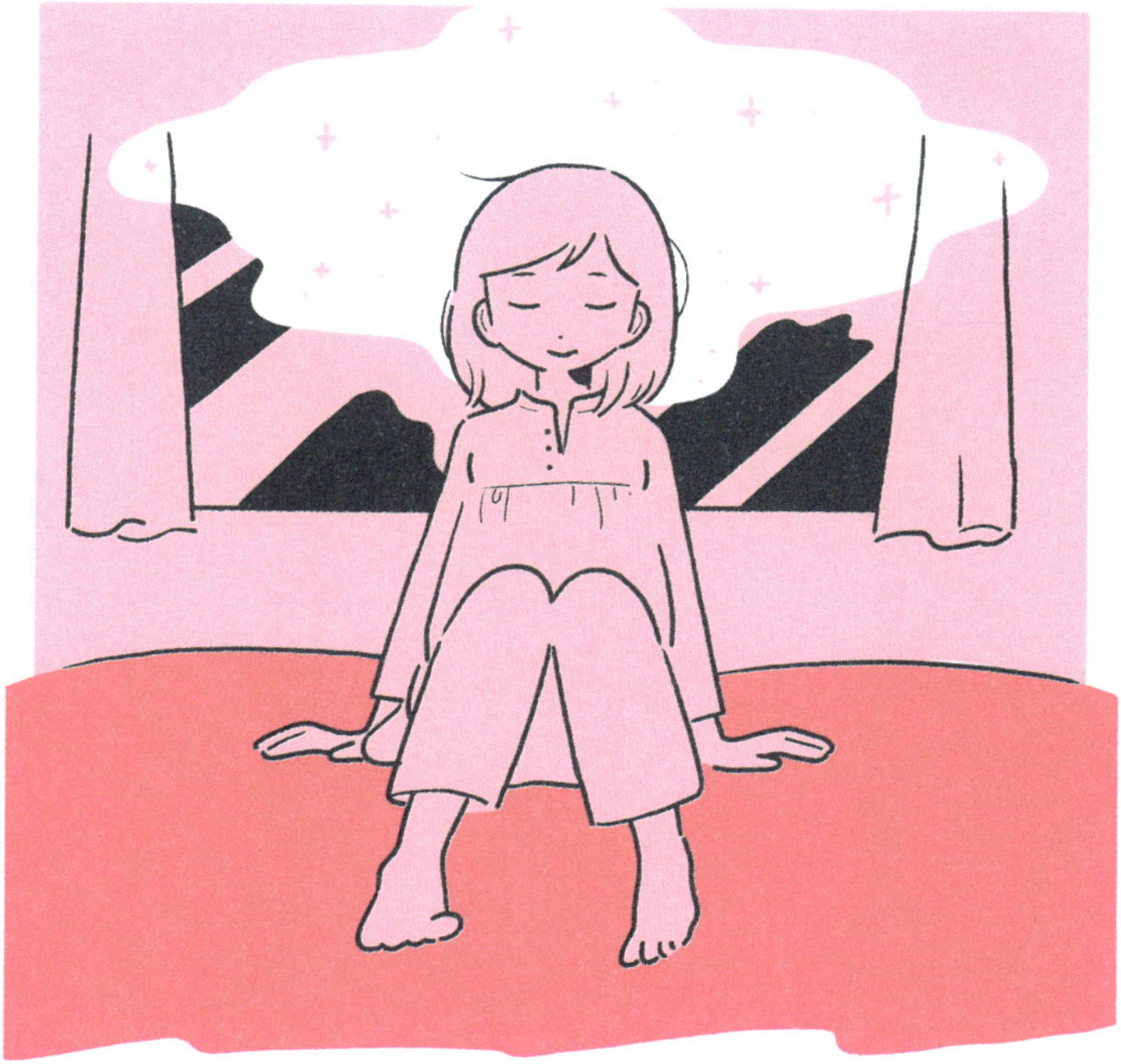

きがよくなった」「頭の中のおしゃべりに気づけた」というような声を耳にします。

寝る前の5分でいいので、部屋の明かりを消して姿勢を正して座り、リラックスして呼吸に意識を向けてみましょう。その日の反省や明日の心配が浮かんできたら、それに気づき、また呼吸に意識を戻していきます。慣れない方は、瞑想アプリなどのガイドを使い、誘導してもらうとスムーズです。

リラックスした後、そのまま寝てもいいように、寝転がった状態でおこなっても良いでしょう。

Confused

14 不要な物を買いこまない

心にゆとりがないと、つい買い過ぎる。必要な物は少しでいい。

・部屋が散らかっている
・最近体重計に乗っていない
・天気の変化や道端の花などに気づかない

これらは、時間と心が整理されていないときに起きがちな、心の乱れのサインです。そういった自分の心のバロメーターは持っているでしょうか。

「部屋の乱れは心の乱れ」というように、余裕がないと部屋が散らかってしまうことは多くの

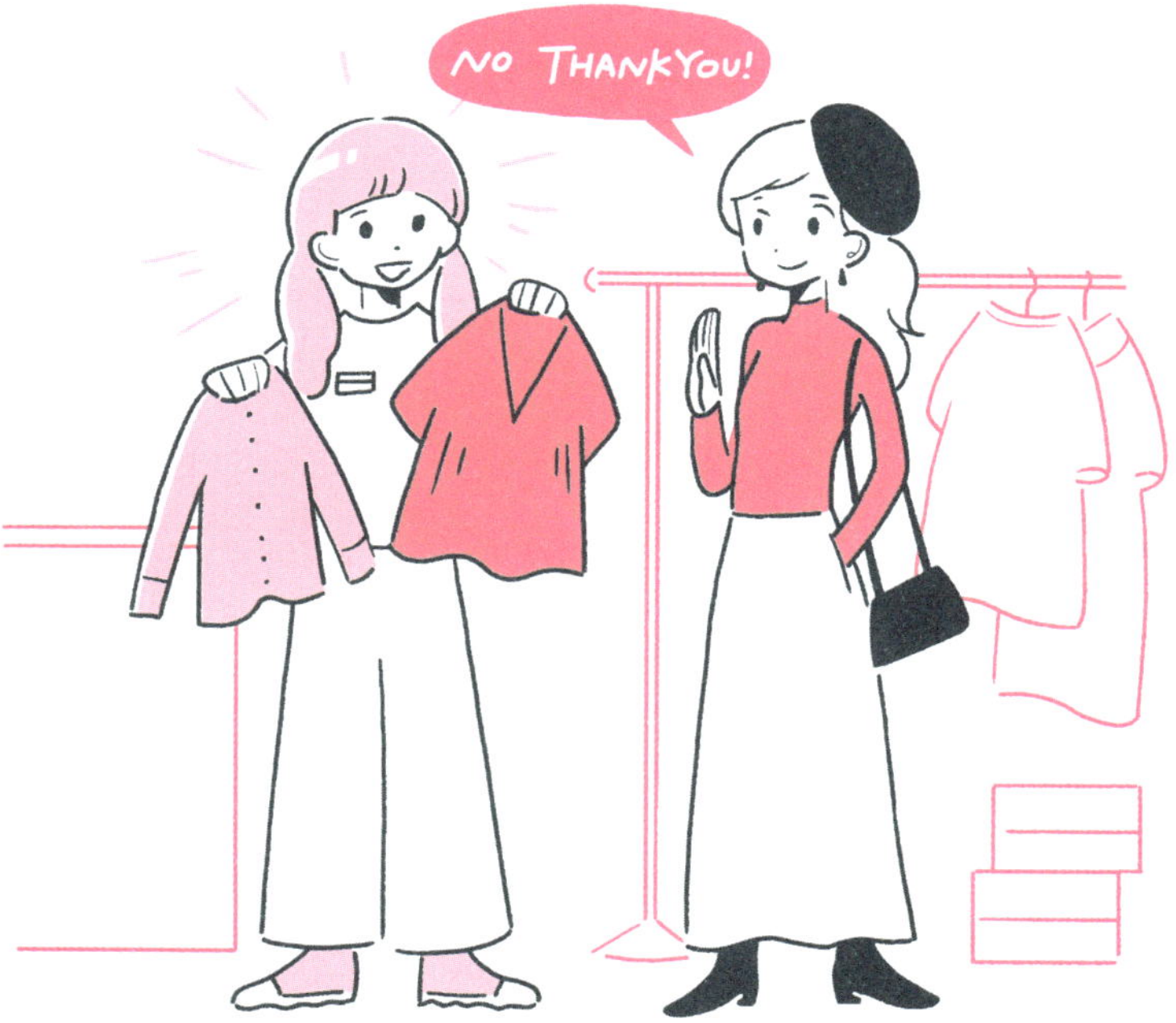

人が感じているでしょう。掃除の時間がとれないだけでなく、ひとつひとつの買い物に意識が向かないため、なんとなく必要そうな物や安心できそうな物を買いこんでしまうことも原因にあります。

いろんな方を見てきて共通するのは、本や服や趣味のものは、心が乱れているときに増えがちということ。でもいっぱいいっぱいなときに物を足しても、活かしきれないのは考えればわかることです。「新しい物がほしいな」と思ったときは、今の自分の心の状態に向き合って本当に必要か考えてみてください。

Confused

15

スケジュールの余白、心の余白を作る

スケジュールも心も、
2割の余白を。
その余白に
思わぬ縁が舞い込む。

会いたい人や興味のあること、誘われるがままになっていると、あっというまに予定は埋まっていきます。充実していればよいですが、ふと振り返るとみっちり詰まった予定に疲弊したり、本当にやりたい事に時間を使えていなかったりすることも。

私はいつも「スペースの法則」を意識するようにしています。人間は不思議なもので、余裕がないときには〝思わぬ縁〟には遭遇しないと思っています。

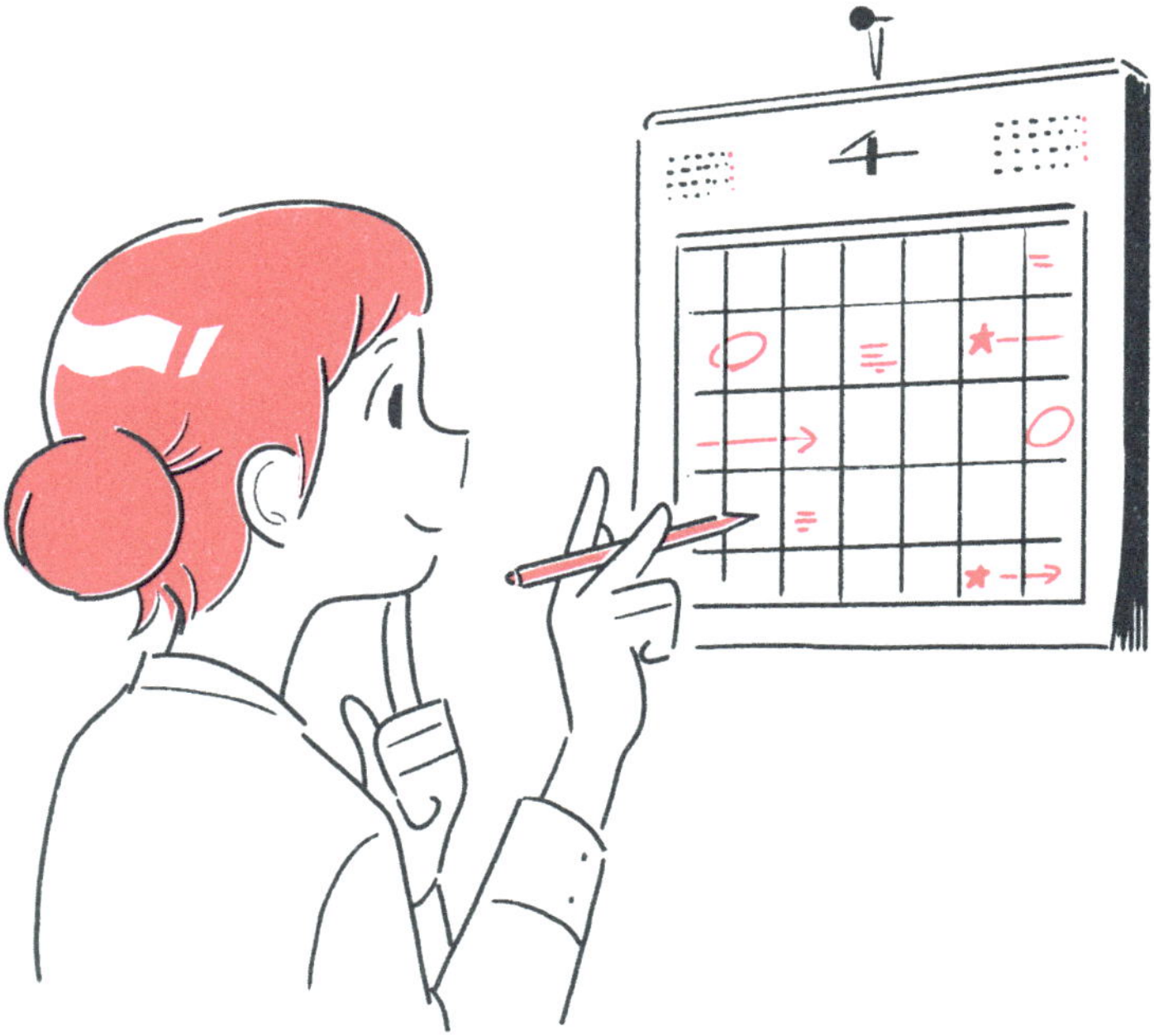

忙しい流れに身を任せ、平日も週末も数週間先まで約束が詰まっていて新しい予定が入らないくらいガチガチにスケジューリングしていないでしょうか。私は、会いたい人に会えるよう、2割くらいの空白を目安に、スケジュールは立てるようにしています。

一日予定が詰まっている日は、物理的な時間の余白は持てなくても、マインドフルネスで心の余白を作るようにしています。約束の合間、数分瞑想し心をリセット。前の気持ちを引きずることなく、心の余白を作って次の場所へと向かうのです。

Confused

16

私の中の「寂しさ」を味わう

寂しいと思うことを
否定しない。
寂しさも
私の大事な気持ち。

家族がいる人でも、ひとり暮らしの人でも、ふと孤独感を感じ、不安や寂しさに心が乱されることは誰だってあるものです。

マインドフルネスは嬉しい感情も悲しい感情も、そのまま味わうことが大切とされます。孤独を感じたら、気持ちを高ぶらせる前に深い呼吸をし「今、私の中に寂しさがある」という事実に意識を集中させましょう。

ネガティブな感情は、その感情から目を背け逃げようとした

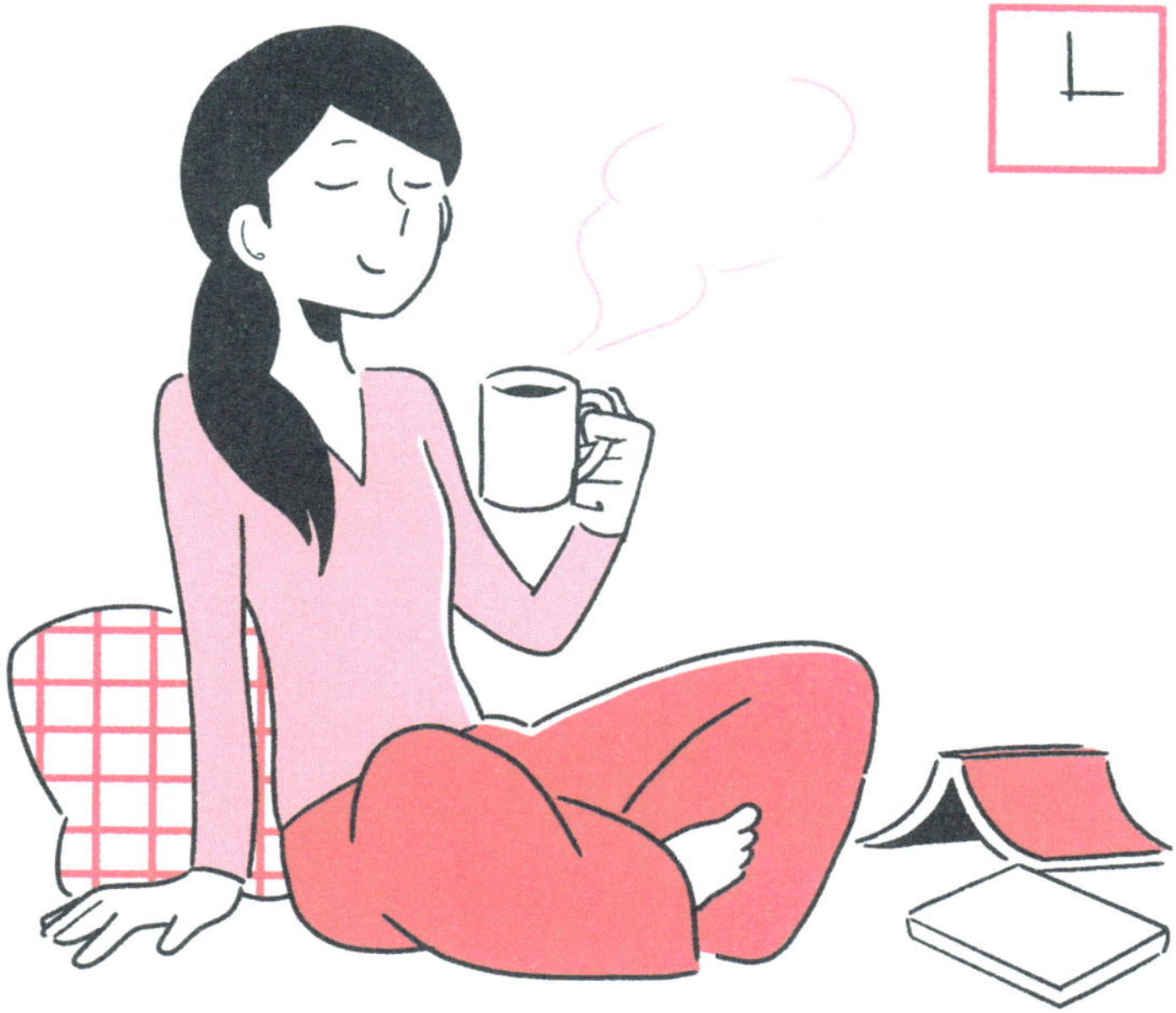

り、無視したりしていると一層増えていきます。
ただし意識を向ける際には「だから私はダメなんだ」と、評価やジャッジはしないこと。
ネガティブな感情を認めて味わうことが、なぜそう感じるかを考える入り口となります。マインドフルネスは、喜怒哀楽の感情の味わい方の練習になるのです。

Confused

17

お風呂でマインドフルネス

一日の終わり、
お風呂での瞑想で、
からだも心も
ゆるめる。

一日の終わりにリラックスできるバスタイム。**湯船につかったついでにマインドフルネス瞑想をおこなうことを習慣にすれば、続けやすいかもしれません。**

のぼせなどに気をつけながら、お湯にゆっくりつかってマインドフルネス瞑想をおこなってみましょう。38度くらいのぬるめのお風呂がおすすめです。湯船に入るのが難しい方の中には、シャワータイムにマインドフルネスを取り入れる方もいます。

天然の入浴剤を使ったり、照明を落としてキャンドルを灯したりして、より自分がリラックスできるようにしていくのもおすすめです。

3

日々苛々

Frustrated

せかせかした心を柔らかくする習慣

いつも忙しく、すぐにイライラしてしまうことはありませんか。
そんなときでも、マインドフルな状態に戻る自分なりの方法をたくさん知っておけば、
穏やかな気持ちを取り戻すことができます。
「歩く瞑想」は、名前の通り歩きながらできるので忙しい人にもおすすめです。

どんなに忙しいときでもできる、歩く瞑想

マインドフル・ウォーキングは、禅の修行のひとつでもあり、日本の禅堂では、経行《きんひん》といわれ、主に坐禅と坐禅の間におこなわれるいわば歩く坐禅ともいわれています。仏教の世界において、マインドフルネスを世界に広めたベトナム人の僧侶、ティク・ナット・ハンはこのマインドフル・ウォーキングを重視しており、毎日その時間を設けて修行僧が歩く瞑想を楽しんでいます。せかせかした気持ちを落ち着かせ、今この瞬間歩くことに意識を向けていきます。

まずはいつもよりゆっくりとした歩調に変え、息を吸って息を吐く1回の呼吸に合わせて一歩前に進んでいきます。このとき意識は足に向け、呼吸を足のペースに合わせるイメージでおこないます。手は自然な感じでゆらしていきましょう。歩くことに集中できなくなってしまわないように、手の振り方などは気にしなくても大丈夫です。**目的地のことや、全然別のやらなければいけないことなどで頭をいっぱいにするのではなく、今この瞬間の足の動きに意識を向けましょう。**

家から駅まで向かうときにやってみても怪しまれることはありません。仕事中、ちょっとコンビニに行く休憩時間に気持ちを切り替えるためにやってみるのもおすすめです。

歩く瞑想
（マインドフル・ウォーキング）

1 ゆっくりと息を吸って息を吐く。
これに合わせて一歩前に進む。

2 呼吸とともに、
歩いているときの体を観察する。
上げている足、
足が地面に近づいていく感覚、
地面に足の裏が
つきはじめるときの感覚、
体の重心が移動している感覚
などに注意を向ける。

3 1、2を繰り返す。

Frustrated

18 朝一番のチェックインを決める

一日の始まりに自分のスイッチを入れる。

時間のない朝、眠気や忙しさの中で、無意識のうちに仕事や家事などを始めてしまいがちです。**しかし今この瞬間に集中するためには、今どこに意識が向いており、これからどこに意識を向けるかわかっていることが大切です。**頭と心に「今から始めるよ！」というチェックインの合図を決めましょう。

なんとなく始めるよりも、気持ちも頭もより前向きに動き出す感覚が味わえます。人によっては、チェックインを動作と一緒に結びつける人もいるようです。「毎朝ベッドでの伸びが私のチェックイン」など、自分だけのスイッチを探してみましょう。

Frustrated

19

丁寧に顔を洗う

毎朝の洗顔は、洗うことだけに集中する。

汚れを落とす毎日の洗顔も、「面倒だな」「眠いな」なんて上の空でゴシゴシ洗っていないでしょうか。**洗顔は丁寧に洗うことが大事といいますが、〝丁寧〟というのは心を込めて、洗顔自体に集中することでもあります。**顔を洗いながら「次は○○をしなきゃ」と次の行動のことを考えない。

泡に包まれる感覚や水の心地よさに集中していくと、肌の汚れだけでなく、心の滞りも晴れる気がしませんか。実は最近の研究では、洗顔をマインドフルネスにおこなうと、リラックス効果やストレス解消につながるというデータも出てきています。

Frustrated

20

満員電車でイライラすることを選ばない

どんな状況でも、イライラするか、心を穏やかにするかは、自分で決められる。

誰にとってもストレスフルなぎゅうぎゅうの通勤電車。辛くてイライラがつのる時間を、少しでも心穏やかに過ごしたいものです。

物理的に抜け出すことができなくても、イライラするか、心を穏やかにするか、反応の仕方を自分で選択することはできます。たとえば誰かの体が当たったとき、反射的に怒りを抱くこともできますが、「あ、私イラっとしたな」と自分の感情に

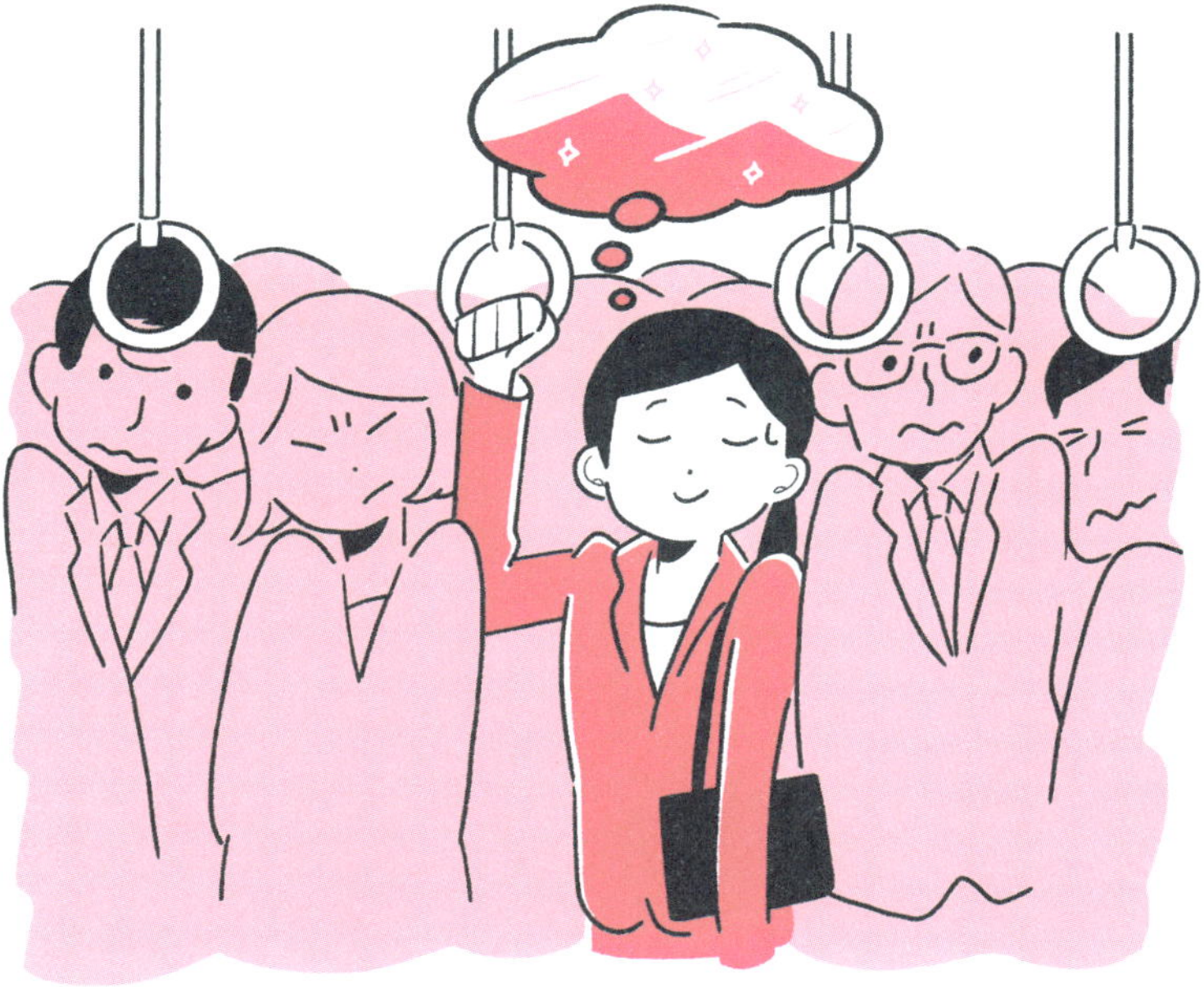

気づいてそれを手放すこともできる。これも小さなマインドフルネスです。

私の場合は、電車の時間では瞑想アプリを開いたり、つり革の音などに耳を傾けたりするようにしています。騙されたと思って、一度つり革の音に集中してみてください。普段は気づかなくても、「ギュッギュッ」と意外と音が鳴っていることに驚きます。普段は注意を向けないところに注意を向けてみることも、マインドフルネスの練習になるでしょう。

Frustrated

21

信号待ちは、心を整えるチャンス

心を整えるのは、一瞬でできる。すき間時間で心を休ませる。

1回数十秒〜1分ほどある信号待ち。ぼんやりスマホを見てもいいですが、せっかくならこの小さなすき間時間を、自分を整える時間にしてみませんか。

信号待ちの間、ゆっくり意識を向けて数回呼吸をしたり、深くゆったりした呼吸を1回だけ丁寧におこなってみてください。

「休む暇もない」「落ち着く時間なんてない」と感じている忙しい人は、こんな小さなすき間時間に心を休ませる練習をしてみましょう。**物理的な休憩時間に限界があっても、心の休憩はマインドフルネスを取り入れることで、いくらでも作り出すことができるのです。**

Frustrated

22

声に出して挨拶する自分になる

返事がなくてもいい。自分が挨拶することが大切。

まだ気持ちのスイッチが入りきらない出社時は、挨拶も自然とそっぽを向いたまま「おはざまーす……」なんて、ぼんやりしたものになりがちです。

その挨拶は、いったい誰に向かってしているのでしょう。挨拶は本来、受け取る人がいてその人に向かってするものです。

相手の存在を確認し、目を見てはっきりと「おはようございます」と声をかけましょう。相手がたとえ目を合わせてくれなくてもいいのです。

大切なのは今この瞬間、あなたが相手に向き合っていることなのですから。

Frustrated

23 エレベーターの中で呼吸の数を数える

エレベーターは集中のコントロールを練習をするチャンス。

エレベーターは、他の人と一緒でも沈黙を自然に保つことができる数少ない場所です。ほんのちょっとの移動時間を、周りから不自然な目で見られない程度にこっそりマインドフルネスの時間に変えることができます。

目的階に着くまでの間、呼吸の数を数えることで呼吸に集中してみましょう。

このとき大切なのは、呼吸に意識を集中させつつも、「今何階だっけ？」と、外側にも注意

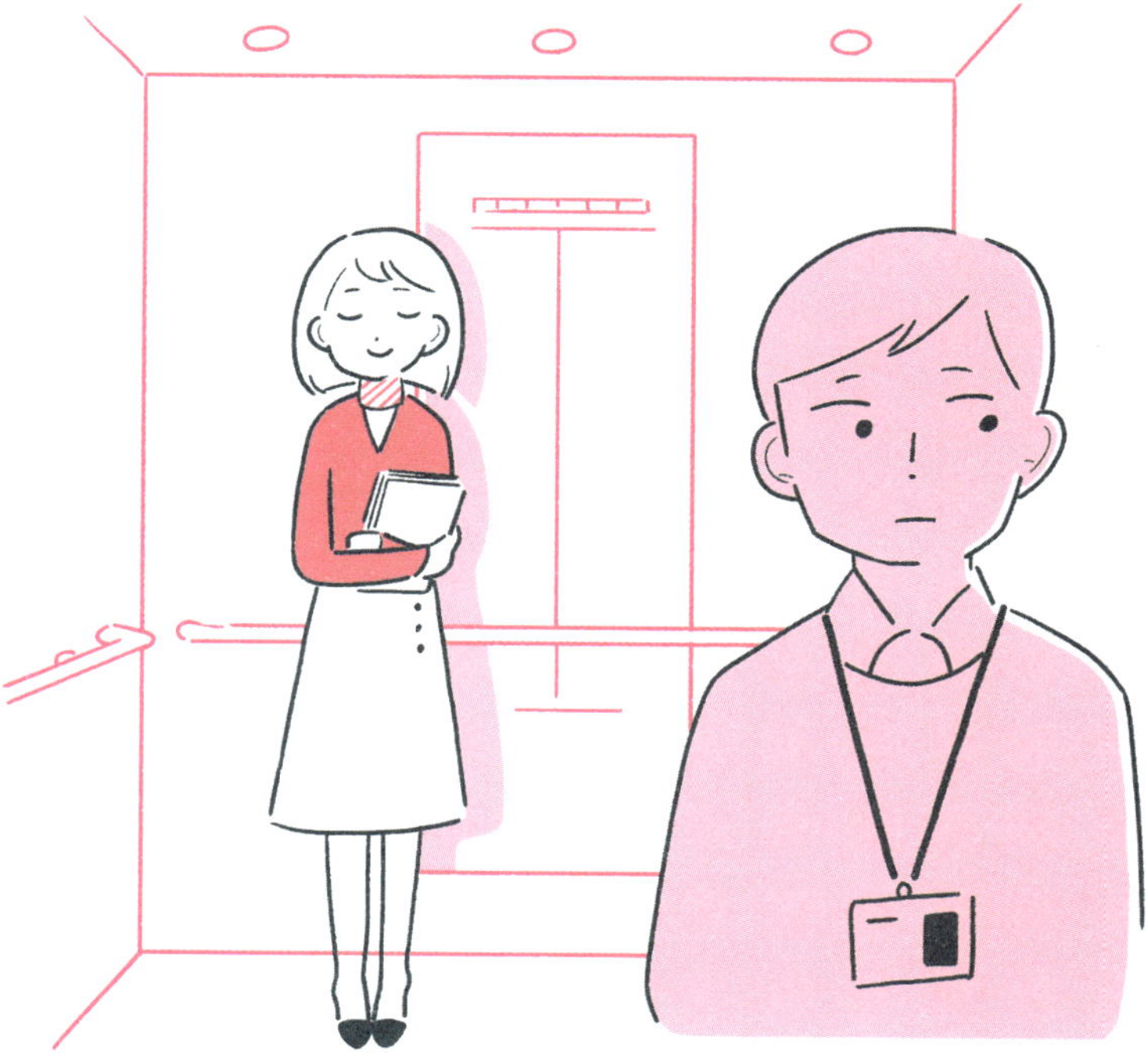

を向けて、乗り過ごさないこと。感覚としては、集中しながらも意識を外側に向け、意識がそれ過ぎたら認知する力を使い、また集中していくことです。

意識をコントロールする観察（オープンモニタリング）瞑想の練習について、詳しくは98ページでも説明しています。

マインドフルネスは集中力を高める練習ですが、シチュエーションに合わせて集中力を使い分けていくことも大切なのです。

Frustrated

24

両手でコップを持ち1杯の水を飲む

いつもの動作を丁寧にするだけで、心をリセットできる。

禅の世界では、日常動作はすべて全身全霊をかけて丁寧におこなうことが修行のひとつとされています。

箸や湯呑みも片手ではなく両手で持ち上げ、今この動作に集中をしていくのです。

仕事中、キーボードを打ちながら片手でコップを持ち、目を画面に向けたまま飲み物を飲んでいませんか。

今この瞬間、水を飲むことだけに集中してみましょう。

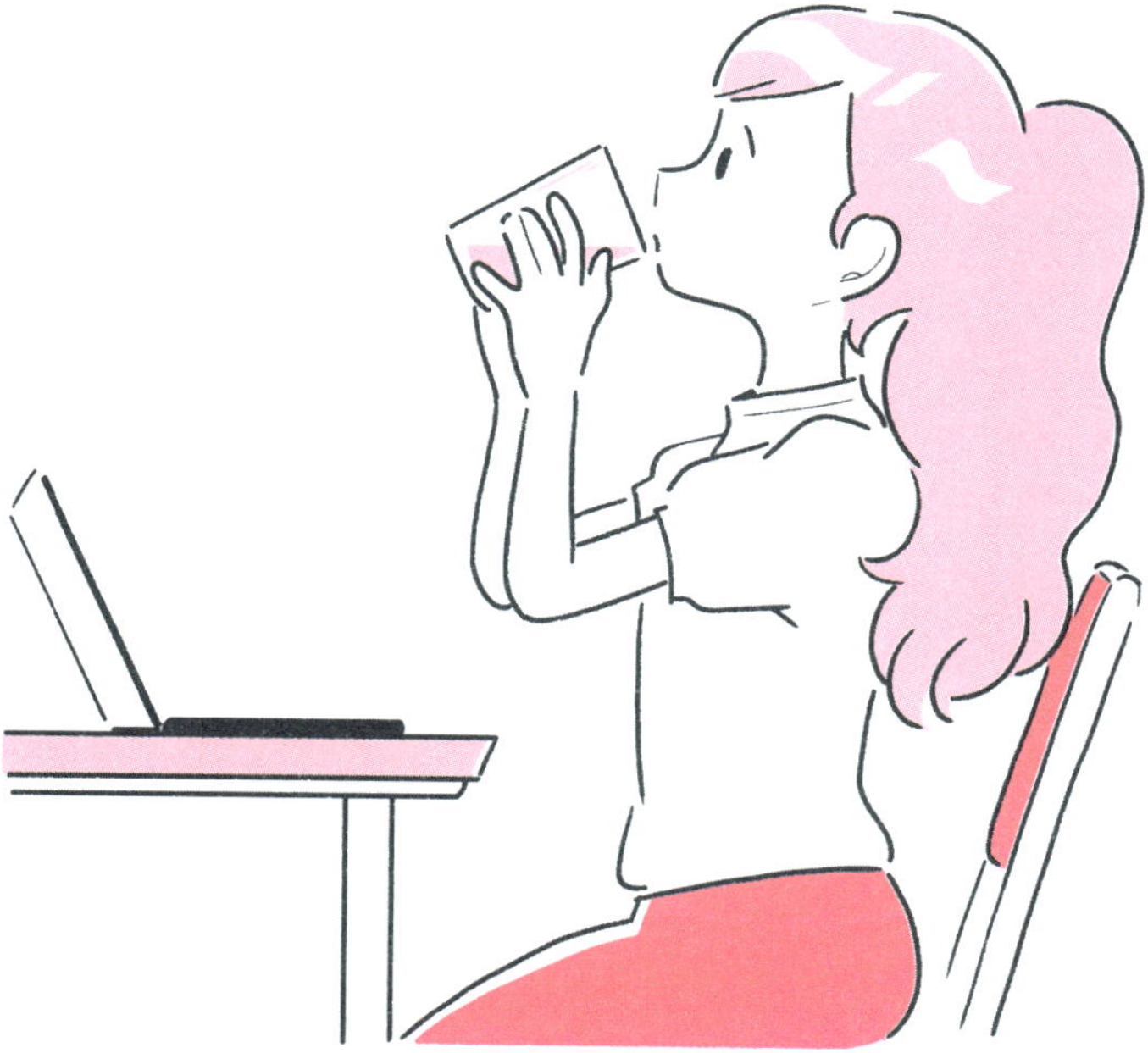

ペットボトルの水を飲む場合は、持ち上げるところから飲み終わってキャップを閉めるところまで。マグカップでも、一方の手を支えにしてもう片方の手もカップに添え、丁寧にいただきます。

数十秒の動作ですが、たったこれだけなのに、自分の心に物を大事にする丁寧な気持ちが生まれ、カップの温度や喉を水分が通る感覚などさまざまな刺激を味わうことができ、気持ちのリセットになります。

Frustrated

25

たった一粒のチョコを、味わって食べる

お腹が空いて
食べたいのか、
イライラして
食べたいのか考える。

チョコの袋を開けたら、いつのまにかカラになっていた。一度で全部食べるつもりじゃなかったのに……。ついつい食べる手が止められない間食をコントロールしたいときは、マインドフルネスに今この瞬間の「一口」に全神経を集中させてみましょう。

食べ過ぎてしまう人は、食べたいと思ったときに「食べる意図」を考えてみましょう。**お菓子を食べたいのは、小腹が空い**

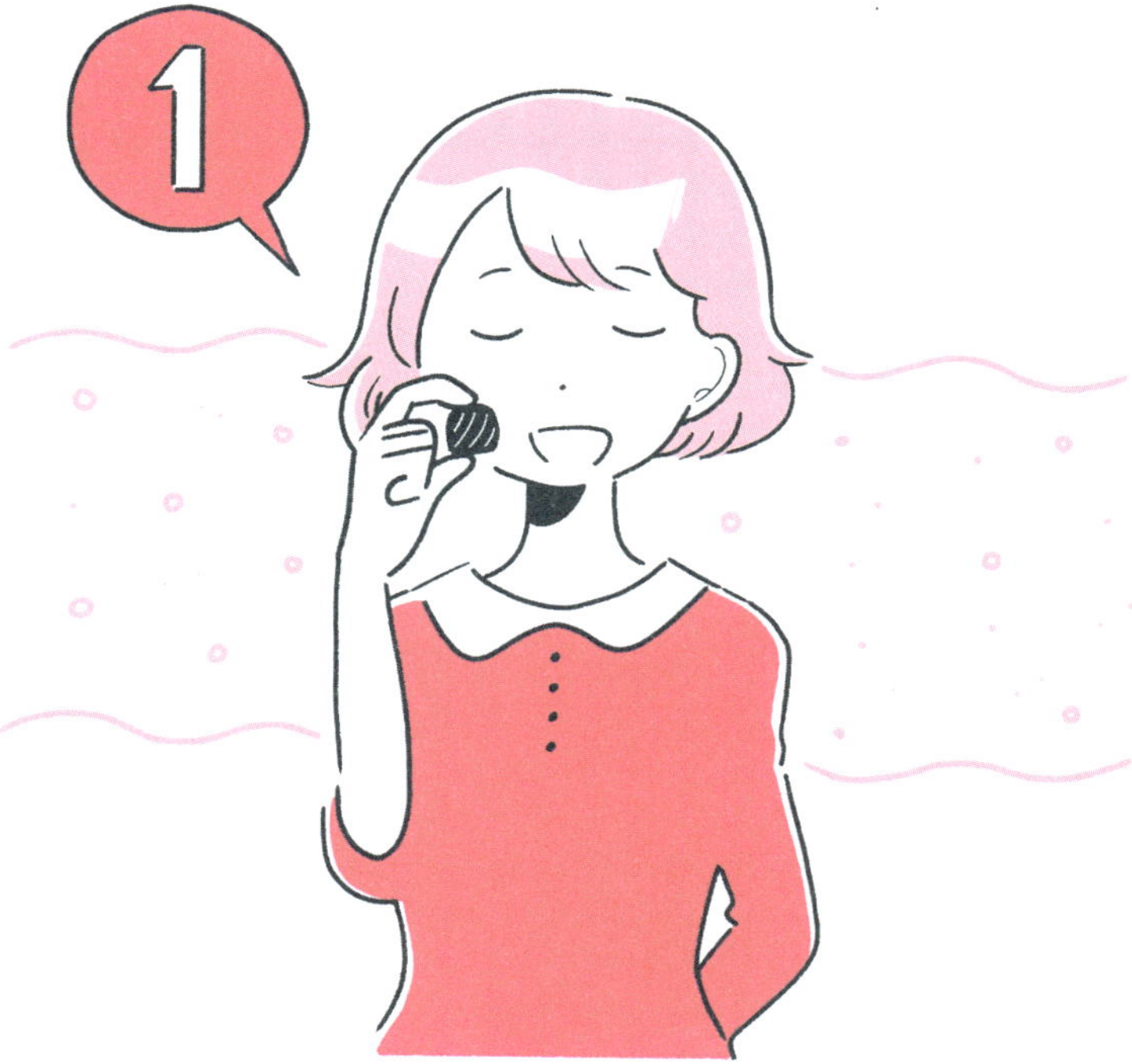

ているからなのか、それともイライラするからなのでしょうか。気持ちを落ち着かせるためだけに食べようとしているときも多いものです。一度席を立って会社のフロアを早歩きしてみれば、気分転換になるかもしれません。

それでも食べたいと思うときは、一口に集中し、たった一粒のチョコでもゆっくり時間をかけて食べる幸せを感じましょう。舌の上で溶けていく甘いチョコの味、香りをじっくり味わいましょう。

味わって食べられるように高級なチョコレートを買っておくのもおすすめです。

Frustrated

26 隣の人の呼吸を意識する

周りの人の
呼吸に気づけるような、
ゆとりを持つ。

「空気を読め」と私たちはいいますが、大切なのは読むことよりも、空気を感じることであり、感じるための落ち着きと観察力を身につけることです。

会議などの緊張する場面では、その場の多くの人の呼吸が浅くなっていることがあります。隣の席の人の呼吸が浅くなっていないか、観察してみましょう。人を観察するには、自分が落ち着いていなければできません。まずは自分の呼吸を意識し心を

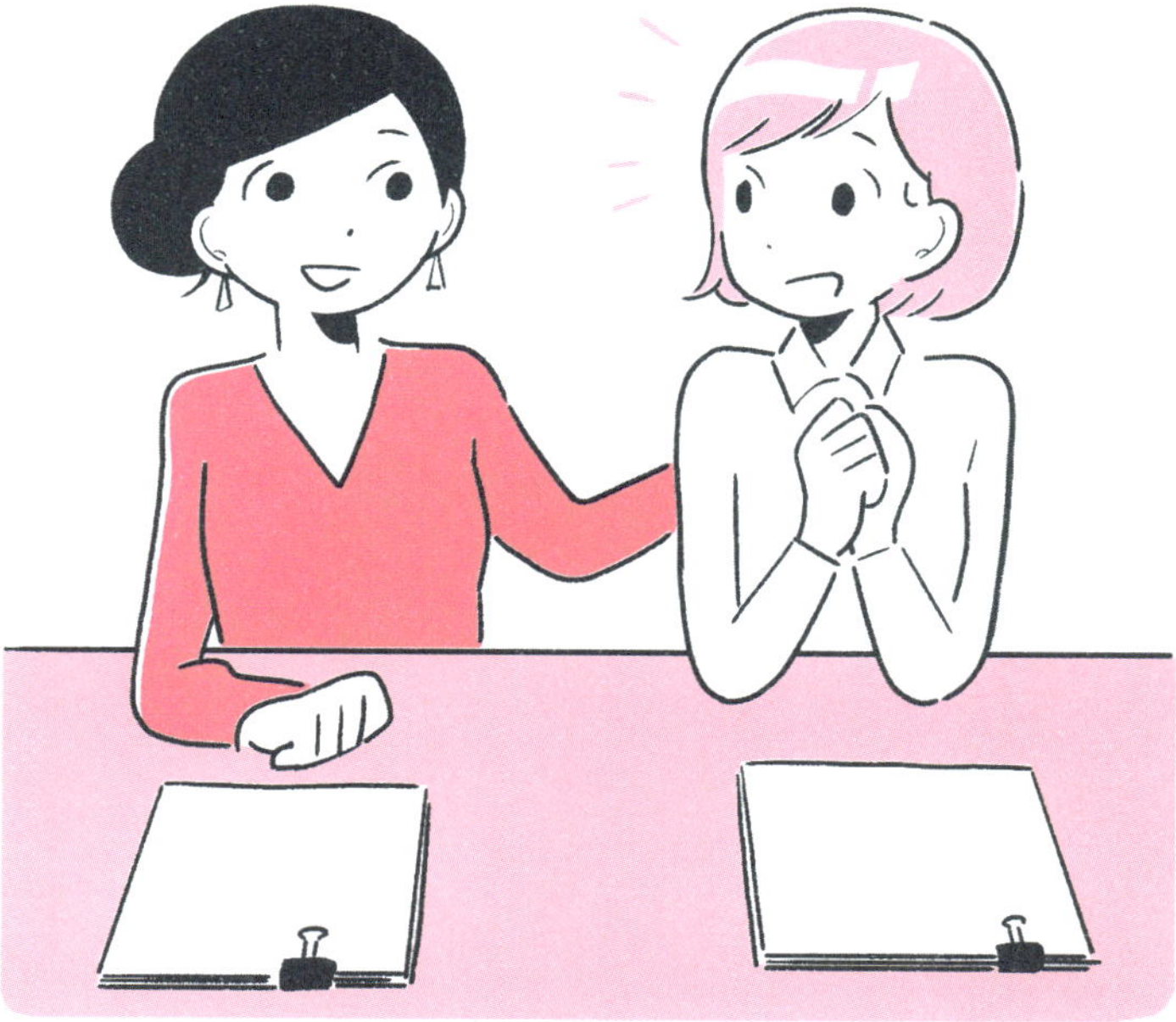

落ち着かせ、次に周りの人の呼吸が深いか浅いかを観察していきます。

特に会議を進行させせたり、グループをまとめたりする役割の人は、周りの人の呼吸に目を配れるといいでしょう。その場をコントロールしようとするのではなく、場の落ち着きを包み込もうとすることが大切です。その場の一体感が生まれ、空気が変わるのがわかります。

呼吸が浅くなって緊張している人がいたら、「深呼吸しませんか」と一声かけてみるのもいいですね。

Frustrated

27 自分だけの秘密の避難場所を作る

心が落ち着く場所が
あると思うだけで、
大変なときも
乗り切れる。

「ここに戻ると心が落ち着く」という自分だけの避難場所を持つことで、少しだけ生きるのがラクになります。場所だけでなく、音楽や写真でもいいので「自分だけのアンカリング」を作ります。

脳科学の研究では、場所や物と感情の記憶はセットになっているといわれています。

この仕組みを利用して、普段長い時間を過ごす場所に、マインドフルネスな状態を思い出せ

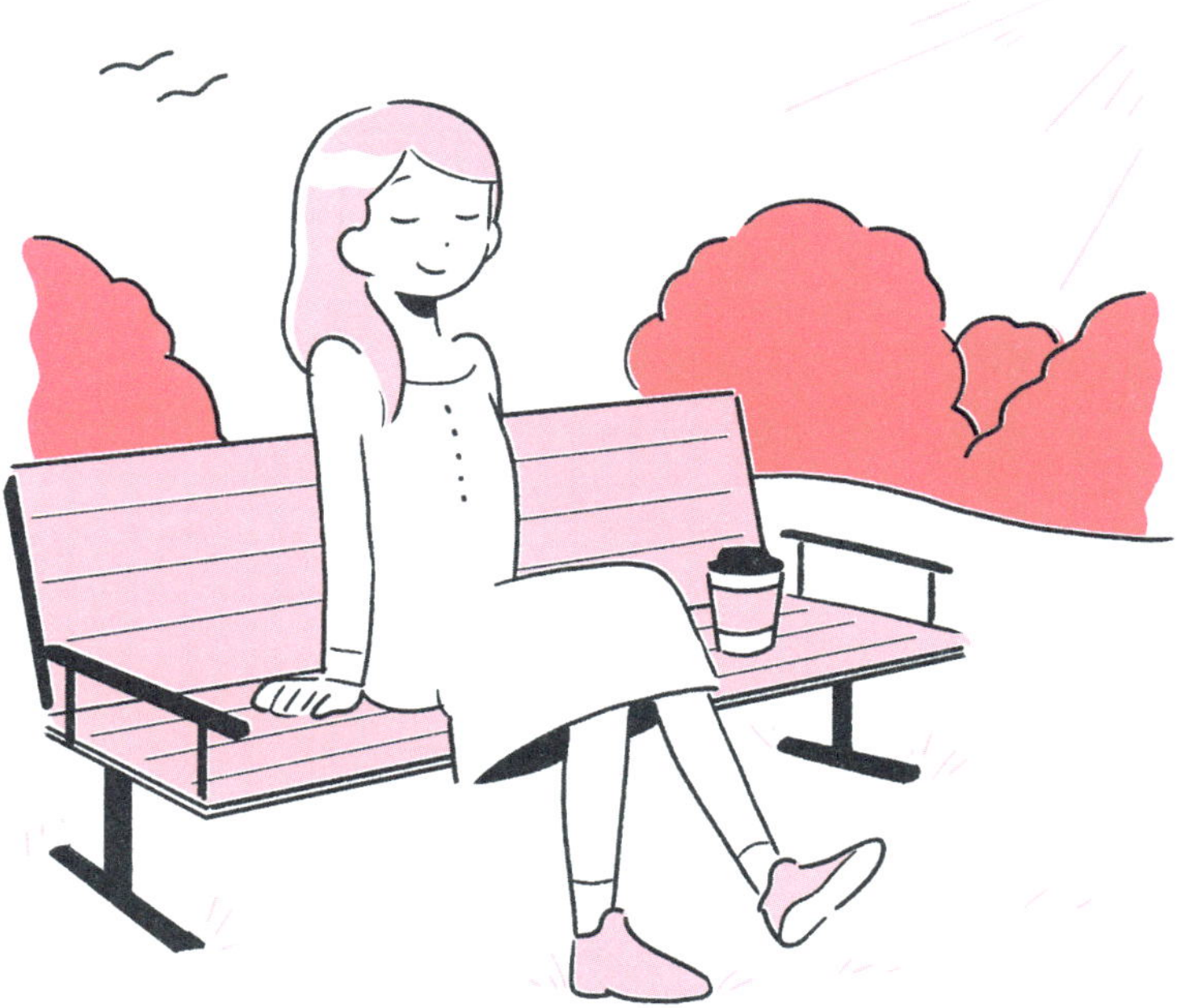

る物をちりばめておくことも大切です。

　たとえば私は家族の写真をいつも持ち歩き、ふとしたときに眺めて楽しさや心の落ち着きを取り戻したりしています。他にも、オフィスの中でお気に入りの景色が見える窓やひとりになれる近くの公園のベンチ、聴けば心が踊る曲などを持っておくと、いつでもいい状態に自分を引き上げることができます。

Frustrated

28

ホテルのラウンジでお茶を飲む

たまには
普段とは違う
ゆったりした空間で
心をゆるめる。

心地よいお店で過ごす時間は、ささくれ立った心を穏やかにしてくれます。

チェーンのカフェはもちろん便利ですが、たまには自分へのご褒美に、ホテルのラウンジへ行ってみるのはいかがでしょう。**ゆったりとした空気が流れ、素敵なサービスに心が柔らかくなるでしょう。**私のおすすめは、〝気〟を良くしてくれるといわれる、水と火のある場を選ぶこと。古くから水は邪気を流すといわれ、火は邪気を払うと伝えられています。別にホテルのラウンジでなくても、ゆったりできるお気に入りのお店があると、気持ちのリセットに役立ちます。

Frustrated

29

花の香りに誘われて散歩する

かすかな自然の香りに気づけるくらい、敏感になる。

四季を日常で楽しむことは、まさに「今ここ」に意識を向けることです。**忙しいとき、私たちはつい視野が狭くなり、日常の些細な変化に気づけなくなります。**

街の木々の変化や、道端に咲く花に少し意識を向け、自然のいい匂いをたどりながら散歩してみましょう。公園などにたどりつけたら素敵ですね。

現代の女性は、衣類や化粧品などの人工的な香りばかりに囲まれてしまいがちです。たまには、自然の優しい香りに心を預けてみましょう。

Frustrated

30 香りを意識しながらお茶を淹れる

お茶を淹れるとき、香りや茶葉の変化に気づく。

普段何気なく口にするお茶やコーヒー。**飲みたい気持ちや香り、淹れるまでの時間にも意識を向けると、日常でのリセット効果があります。**

私は普段コーヒーを飲みますが、紅茶やハーブティー、白湯などをそのときの体調に合わせて選びます。

お湯を沸かす音や注いだときに広がる香りに五感を集中させましょう。自分でおこなうからこその特別な時間を大切にして

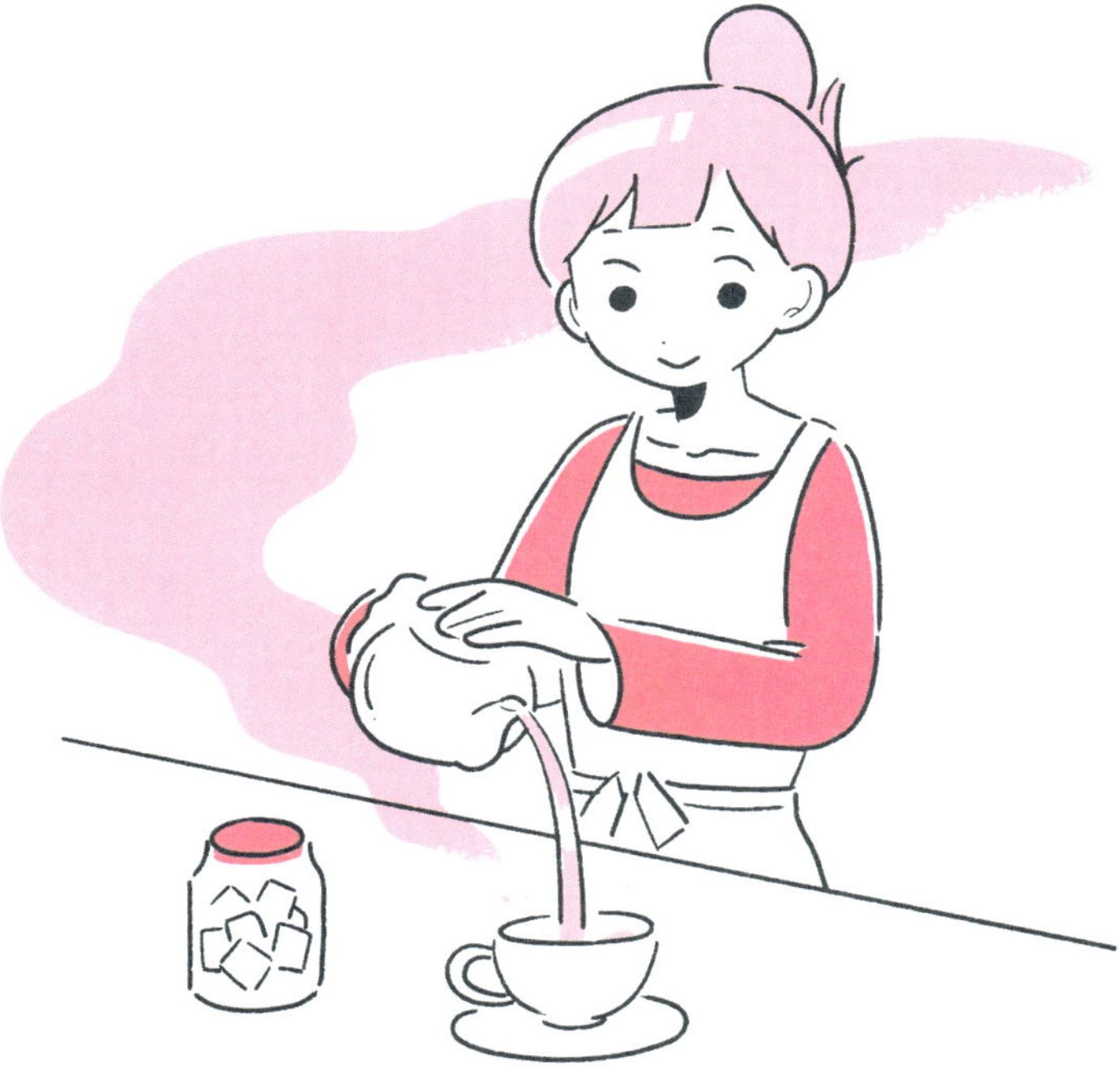

ください。
　また自宅でハーブを育て、お茶にしてみるのも良いでしょう。生のハーブは乾燥したものより香りが良いですし、心を込めて育てたものは、特別な味わいを感じるもの。初心者の方はミントやローズマリーなど、比較的育てやすいハーブからトライしてみましょう。

Frustrated

31

メッセージを送る前に深呼吸する

反射的なリアクションは、
自分も相手も
嫌な気持ちになる。

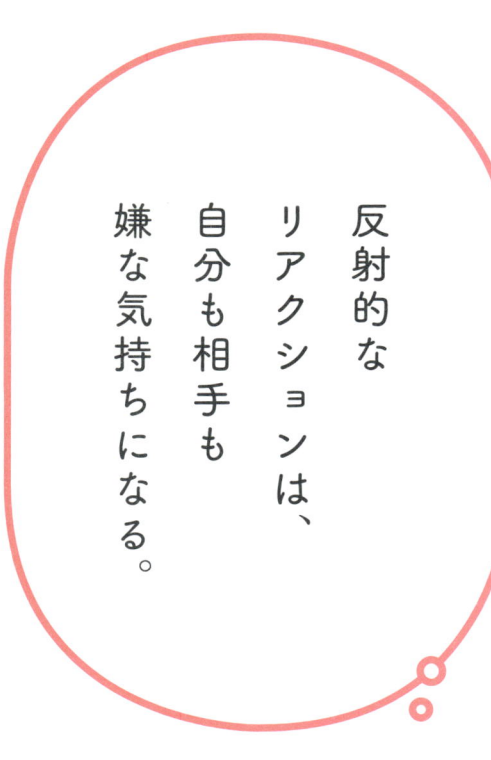

メッセージアプリやSNSでのやり取りは、つい反射的にリアクションをしがちです。イラッとしたときにそのままの感情を相手にぶつけていては、イライラの応酬になってお互いに嫌な気分になってしまいます。

イラッとしたときほど、一度呼吸を深めて自分を取り戻し、それから返答を考えるようにしてみましょう。

腹が立ったときは、一度時間をおいて後で返事をするのもよ

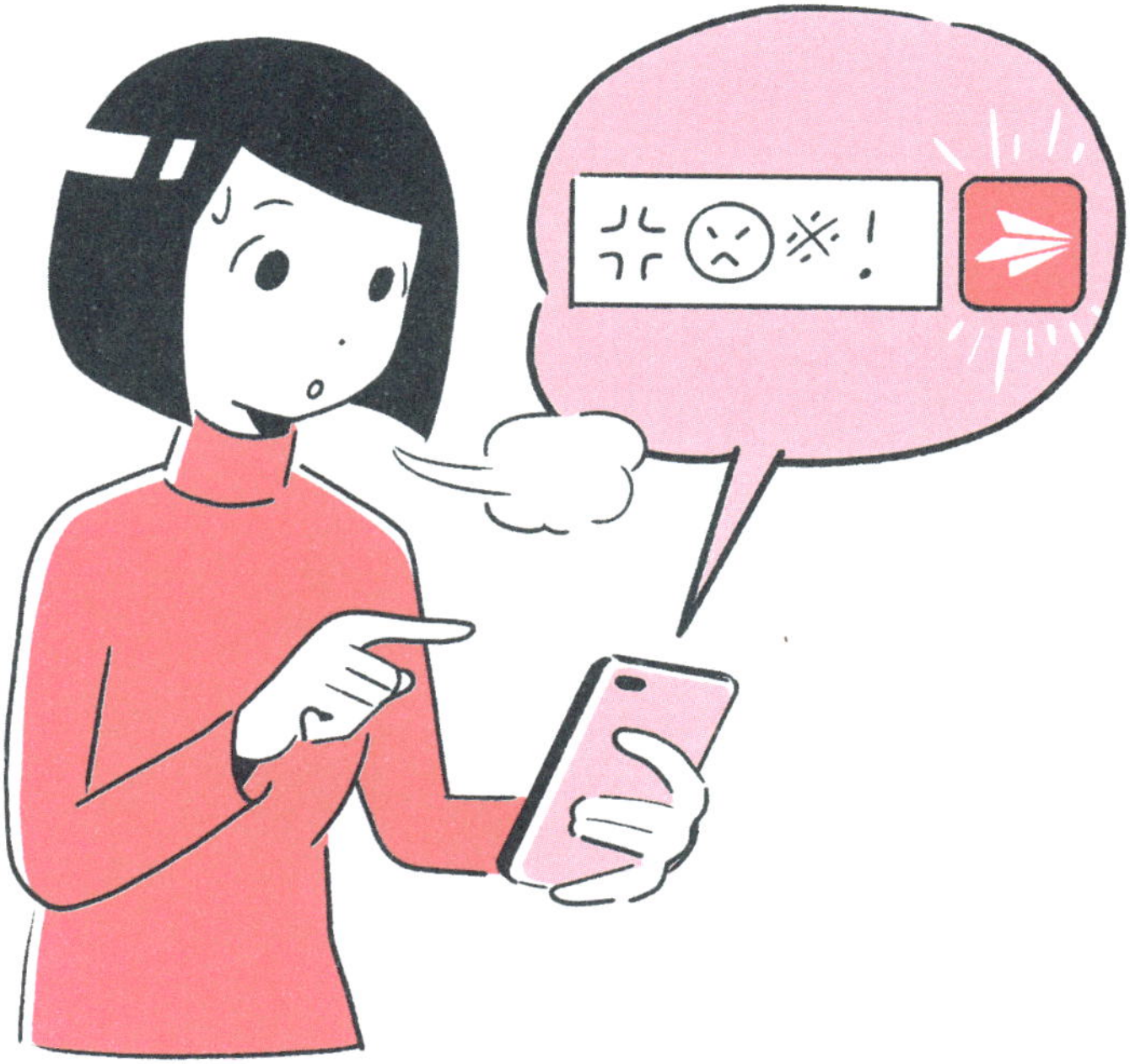

いでしょう。

仕事のメールも同じです。送信ボタンを押す前に深呼吸をして「嫌な気持ちを相手にぶつけていないか」考えましょう。事務的なメールでも相手の心を想像した一文を添えることで、顔の見えない相手を思いやることができます。

顔が見えなくても、画面の向こうには自分と同じ人間がいるということを忘れないようにしましょう。

Frustrated

32 仕事の「チェックアウト」をする

紙に書き出して、終わったことを頭から吐き出す。

今ここに集中しようとしても、仕事や家事など「やらなきゃいけないこと」が思い出されて、なかなか意識を切り替えられない人も多いと思います。

そんなときは、頭の中に仕事を残さないためにも、仕事の最後にチェックアウトをしてみましょう。

「今日は終わり」と自分に言い聞かせ、やり残したことを書き出して頭から仕事を「抜く」ことで自分の心を仕事からチェッ

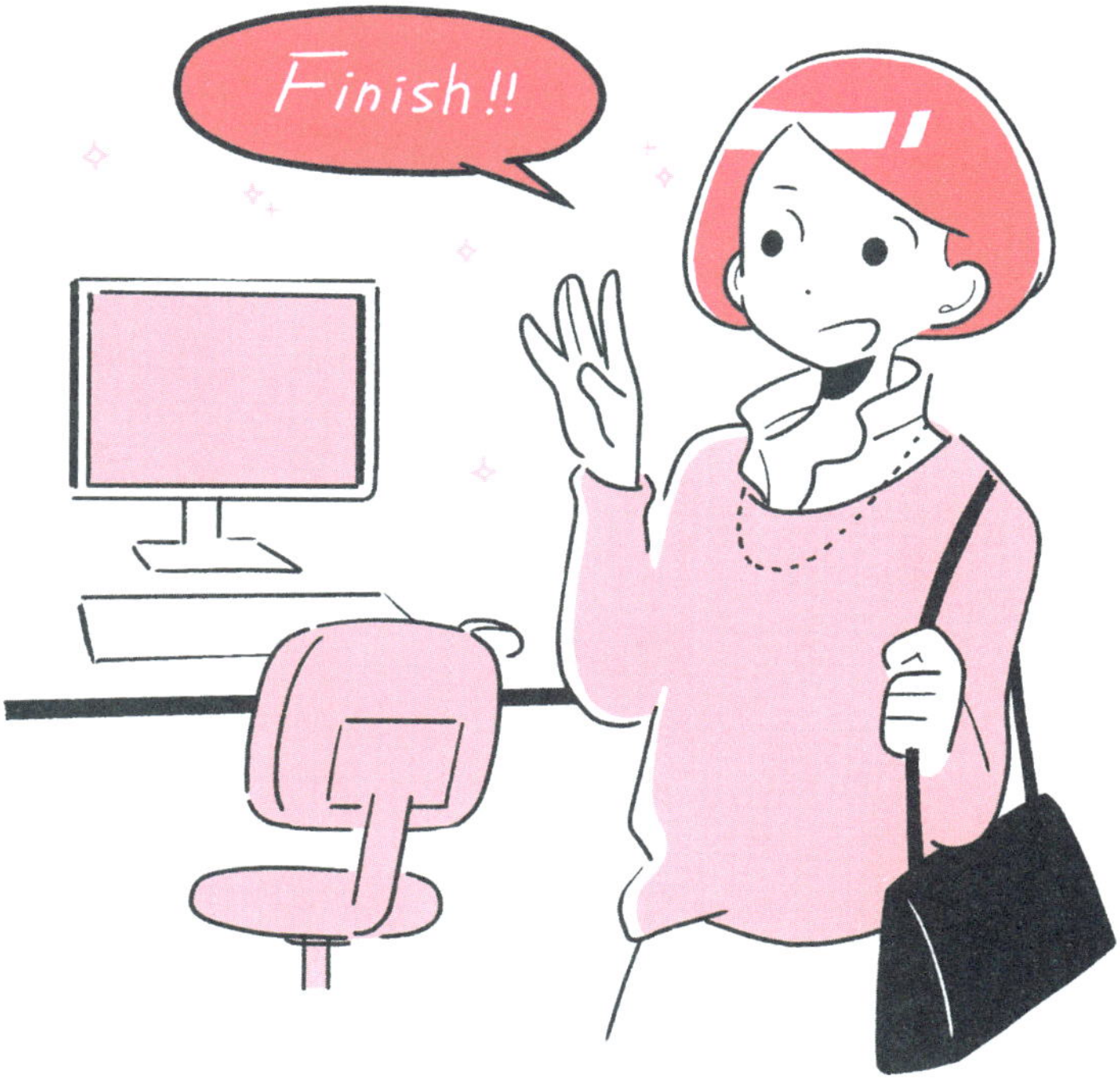

クアウトさせます。

私はスマホのリマインダーにTODOを入れたり、手帳に書き出したりして翌日のやることを出し切ってから仕事を終えるようにしています。

書き出すことが切り替えになるので、家に帰って家族と一緒にいるときに仕事のことを思い出して心ここにあらずという状態を避けることができ、大事な人との時間を豊かに過ごすことができます。

Frustrated

33

使った後の物や場所は、使う前よりもきれいにする

使った場を整えることで、自分の心も切り替わる。

「来たときよりも美しく」。キャンプやスポーツイベントの会場などで見かける標語ですが、特別なときだけでなく、使う前より後の方が美しい状態をいつでも心がけることができれば、より素敵ですよね。

知り合いの航空関係者の方に聞いた話ですが、元サッカー日本代表の中田英寿さんは、飛行機を利用されるとき、使用したブランケットやスリッパを整えるなど、いつも来たときよりも

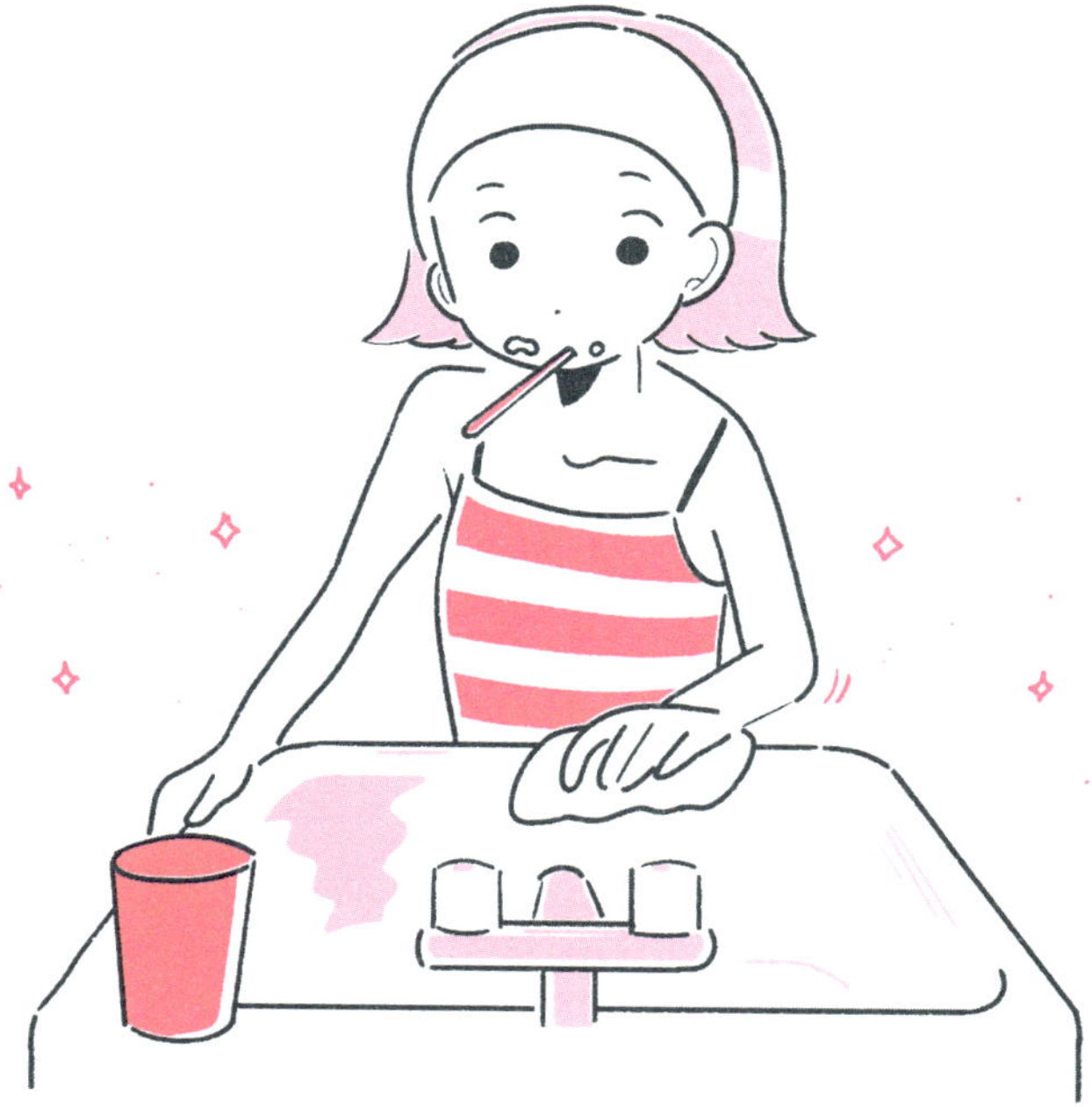

シート周りを整えて去っていくのだそうです。

私たちも日常の中で、たとえばトイレや洗面台を使い終わった後によりきれいにする、部屋を出るときは片付けてから出る、そんなことから始めてみませんか。洗面所の水はねをさっとペーパーでふくような、簡単なことでいいのです。

ひとつひとつ使い終わった場を整えることが切り替えとなれば、自分の心も整うでしょう。

Frustrated

34

ドアは両手で開け閉めする

心が乗らないときは、
行動を変えてみる。

日本には昔から多くの作法や美しいとされる動作の「型」があります。

たとえば相手に物を渡すときも、片手ではなく両手で渡す方が良いとされています。

このとき、たとえ行為に心が100%集中していないとしても、相手には相手を思いやっている気持ちが、行為から伝わるものです。ドアの開け閉めを両手でおこなう、相手に物を渡すときは両手で渡すなど、動作から丁寧にしてみる。**「行動を変えると心が変わる」と心理学ではいいますが、まずは行動を丁寧にすることで、心も自然とついてくるのです。**

Frustrated

35

待ち時間は、「神様がくれたすき間時間」

突然の空白時間、心を整えるための贈り物だと思う。

お店の行列や乗り物の待ち時間、はたまたドタキャンなどによって、自分のスケジュールがくるってしまうと、忙しい人ほどイライラがつのるものです。**でも私はこんなときほど「すき間時間ができてラッキー」と発想を変えるようにしています。**

イライラしながら待っても、マインドフルネスの状態で待っても、同じ待ち時間に変わりはありません。それなら突然降ってきたこの時間は、神様がくれた自分への贈り物、心を整える貴重な時間、そう考えた方がハッピーになれそうですよね。

Frustrated

36

天気予報ではなく、空の様子から天気を感じる

自然は身近にある。
気づく心、
感じる心を持つ。

便利な今の時代、外出の前にはテレビやスマホで天気予報を見る人がほとんどだと思います。ですがすぐにスマホを見るのではなく、窓を開けて外の空気を吸って空を見上げ、自分のからだの感覚で天気を感じ取ってみてください。

五感をフルに使って、雲の形や空気の湿り気、風の流れなどをゆっくり観察してみます。雲の動きから、今日は日差しが強くなりそうと感じたり、重たい空気から午後の雨を予測したりすることもあるでしょう。

遠出しなくとも、空を見上げて天気を想像するだけで、五感を刺激することができるのです。

4

休息所望

Take a Rest

今日は自分を休ませる!と決める

たまには人との予定を入れず、
自分のリラックスのために時間を使うのも贅沢な時間の使い方です。
自分の意識と向き合う時間を作って、
意識や感情をコントロールできる人になりましょう。

子犬のような「意識」を訓練する観察瞑想

観察（オープンモニタリング）瞑想は、意識がいろんなところへ動いていることに気づきながら、集中する瞑想です。

意識とは、飼い主が気づかない間に自由にいろんなところへ走っていく子犬のようなものです。**飼い始めたばかりの子犬にしつけが必要なように、意識もコントロールするための訓練が必要です。**

オープンモニタリング瞑想中は、子犬のような意識が、どんなところへ向かっているのかを遠くから観察し、必要ならば自分の方へ呼び寄せます。きちんと子犬が戻ってきたら、始めはヨシヨシと喜びを噛みしめることも忘れずに。

自分に集中しながら、周りにも注意を向けるイメージで、今何が起き、自分の意識がどこへ向かっているかに気づきながら、集中力のバリエーションを持ってみましょう。

観察瞑想

1 まずは姿勢を正して、
呼吸に意識を向けましょう。

2 この状態で呼吸を繰り返していくと、
意識がどこかへ逸れたり、
雑念が浮かぶことがあると思います。

3 意識がどこかへいってしまったら、
動揺したり焦ることなく、
注意がそれていることに気づき、
ゆっくりと呼吸へ意識を戻します。

4 ２と３を繰り返していくと、
だんだんと意識がどこかへいったことに
気づきやすくなり、
また意識が変化している状態でも、
呼吸に集中しつづけることが
できると思います。

Take a Rest

37 海に行って海岸をはだしで歩く

はだしになって、足の裏の感覚の目を覚まさせる。

少しご自身を振り返ってほしいのですが、最後に外をはだしで歩いたのはどのくらい前でしょうか？

子どもの頃は、出かけるとすぐに靴下をぬぎ、はだしで遊びたがったものですが、大人になると人の目や汚れが気になり、はだしになって大地を踏みしめる機会は少なくなっていきます。

ヨガでも、足裏に意識を向けることは大事と教えられます。足裏は第2の心臓といわれるよ

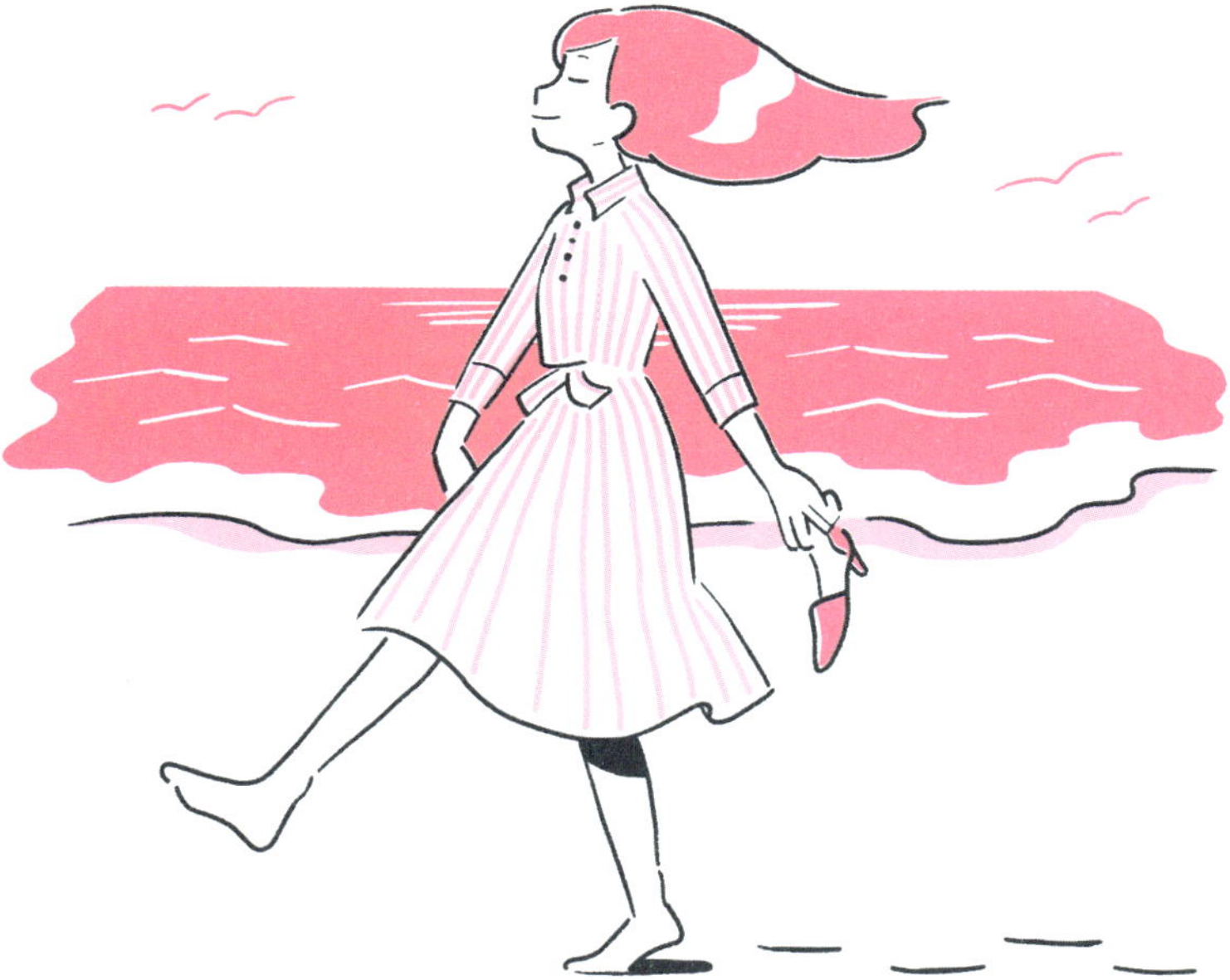

うに、はだしになることで健康効果が高まるという研究もあるくらい大切なところなのです。

せっかくはだしになるなら、目にも気持ちのよい海辺まで足を延ばし、はだしで海岸を歩いてみてはいかがでしょう。**砂や水の感覚など、異なる刺激に心と体を研ぎ澄ませれば、生まれ変わったような新鮮な感覚を味わえるでしょう。**

Take a Rest

38

山や森へ行って緑に囲まれる

自分が気持ちいいと感じる場所で緊張をほぐす。

自然の中でおこなうマインドフルネスは、気持ちがよくて呼吸も深まりやすいと感じます。森林の中に身を置くことは、ストレス軽減やリラックス効果が高まることが、研究でも明らかになっています。

山や森などに足をはこび、澄んだ空気や美しい緑を目に取り入れながらマインドフルな呼吸をしてみましょう。遠くの山へ出かけるのが難しいときは、木々に囲まれた公園に行ってぼーっとするだけでもいいのです。**大切なのは、自分が「気持ちいい」と感じる場所へ行くことです。**緊張がほぐれ、満たされた感覚を取り戻すことができます。

Take a Rest

39

高いところへのぼってみる

物理的に目線を変えて、視野を広げる。

目線を変えることで見える世界は変わるものですが、目に入る情報が変わると、文字通り視野が広くなり凝り固まっていた心がラクになることがあります。

近くに高いビルがある方は、行き詰まったときは最上階まで行って外の景色をぼーっと眺めてみてはいかがでしょう。このように物理的に目線を変えてみるのはおすすめです。いつもと違う高い目線からの景色に気づくことで、気持ちが切り替わったり疲れが和らいだりするでしょう。職場の近くの高いビルなどを、事前にリフレッシュスポットとして調べておくのもよいかもしれません。

Take a Rest

40 「SNS断ち」をする

「すぐに返さなきゃ」いけないものはない。自分のペースでSNSと付き合う。

便利なツールであるはずのSNSですが、つい見過ぎてしまったり、返信をするタイミングにソワソワしたりと、私たちの時間が逆にコントロールされてしまうことがよくあります。

たまには「SNS断ち」をおこない、ネットにつながらない自分だけの時間を手に入れましょう。

まずは近所に出かける際に、スマホを家に置いて行くことから始めてみてください。どうし

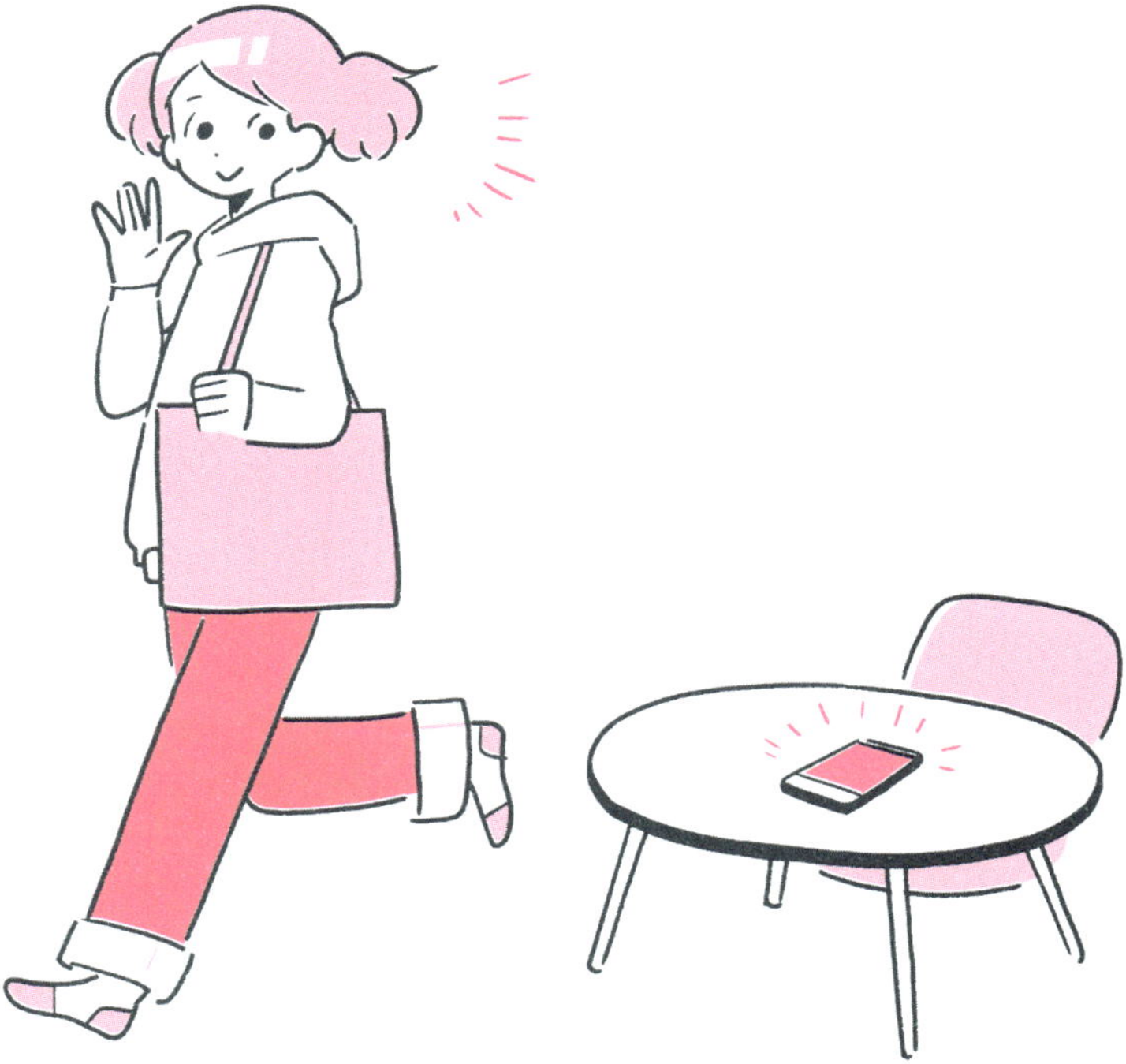

ても不安な方は、SNSのアプリだけ削除してスマホを持ち歩くのも効果的。

メールやLINEは、「すぐに返さなきゃ」と思ってしまうかもしれませんが、相手へのメッセージをいつ送るかは、自分のペースで決めていいはずのものです。**SNSに気分を左右される生活を送るのではなく、自分の気分は自分が選択すべきです。**

周りとのつながりを一時的に絶ってみると、自分の理想とするライフスタイルや本当の気持ちに気づけるかもしれません。

Take a Rest

41

プチ断食をして、空腹を感じる

惰性で食べない。
空腹になって
胃を休ませる。

最近、ダイエットをしたい女性や経営者の男性などの間で、ファスティング（断食）が流行っているようです。

本格的なファスティングは難しくても、日常生活でできる〝プチ断食〟を取り入れてみてはいかがでしょうか。夕食の時間を早めて朝食までの時間をたっぷりとり、空腹感を意識的に作り出してみるのです。

禅の修行では、その昔、食事の回数は一日2食で夕食はなく、

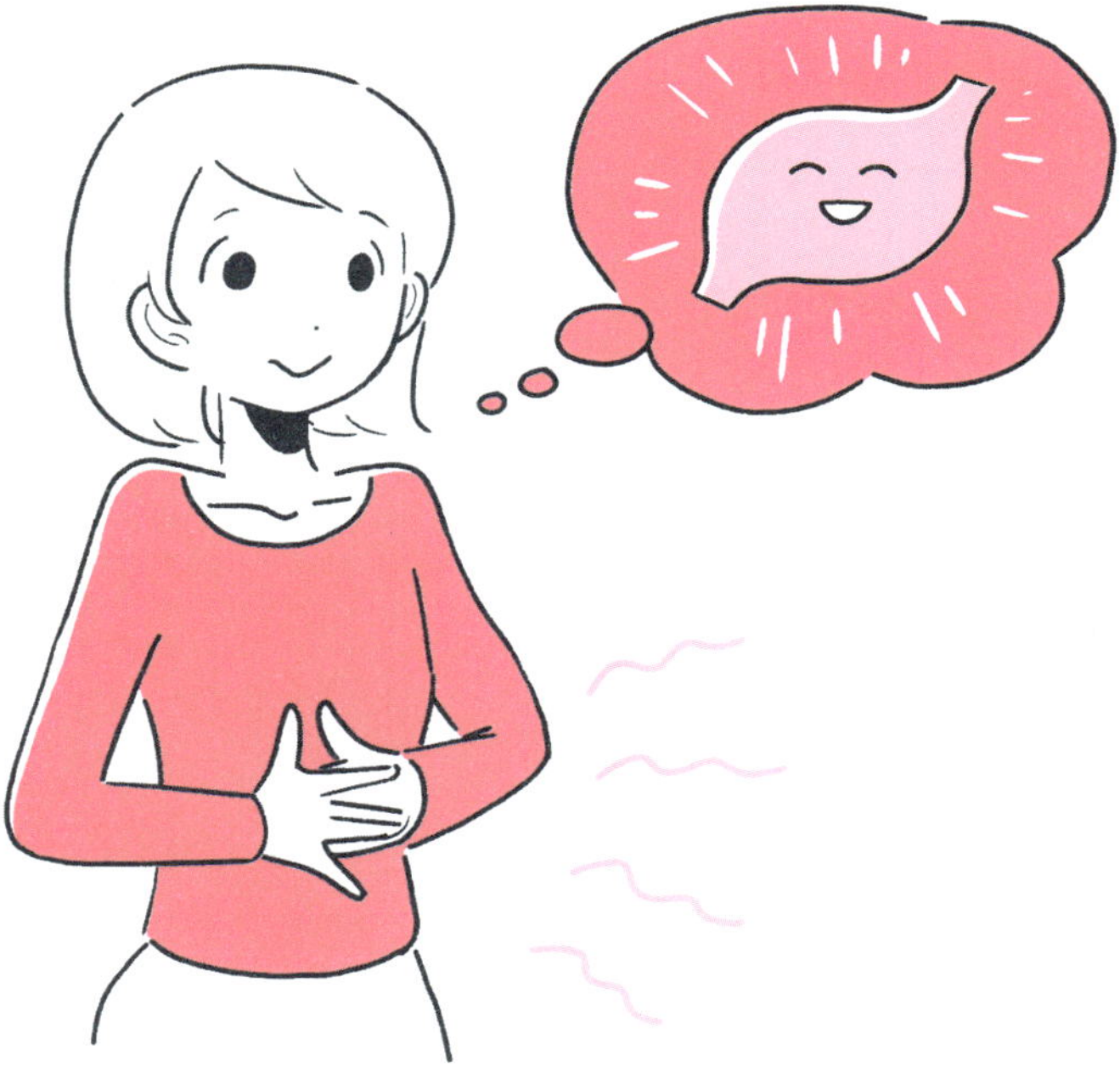

薬石と呼ばれる温めた石を懐に入れて、空腹をしのいでいた歴史がありました。毎日おこなうのは大変ですが、一日でも自分の意志でこの空腹感を作り出すと、感覚が研ぎ澄まされる人もいるでしょう。

また一日3食を絶対だと思い込んでいると、お腹が空いていなくても習慣として食事をしているときがあるかもしれません。自分のからだの声を聴いて、惰性で食べることはやめましょう。「空腹」には辛いイメージを抱きがちですが、体感してみると、意外と胃の休まりや集中力を感じ、心地よさを感じられると思います。

Take a Rest

42

小さなひとり旅をする

落ち着く時間を作るためにひとり旅をする。

出かけたときに、見たもの食べたものを、写真にとってSNSにアップすることが当たり前になっています。でもあえて贅沢な時間にするのなら、写真をとることに夢中になるよりも、今しか味わえないその場所の空気をたっぷり感じてみましょう。**暇になるとついスマホをさわってしまう人は、お気に入りの本を持っていくのをおすすめします。**

私は普段、旅行などの時間を

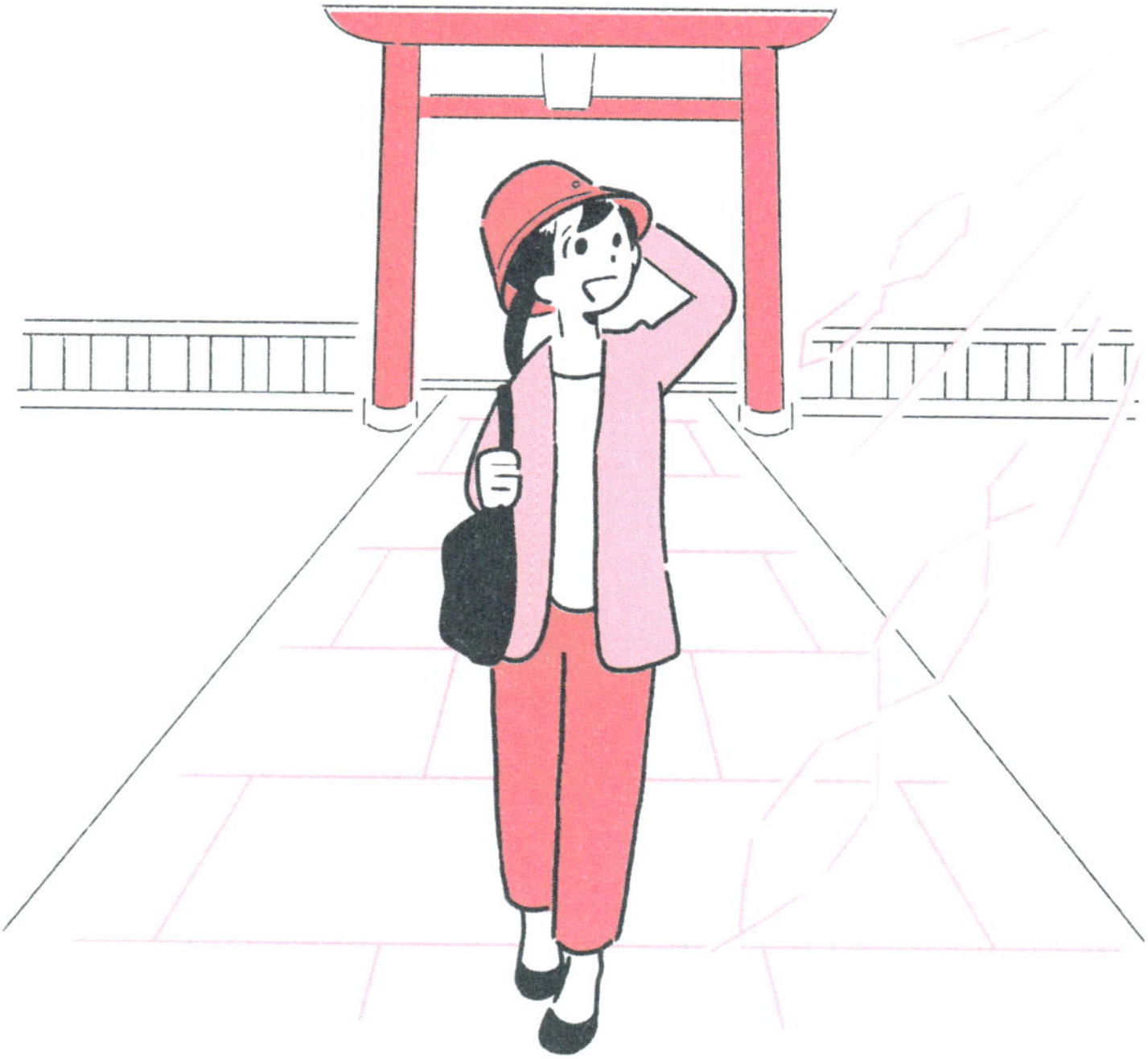

とれないかわりに、出張の機会には少しでも自分ひとりになれる時間を持つようにしています。そのときは写真をとらないと決め景色を目に焼き付けます。写真をとらないと決めることで今への集中力が増して、より時間を楽しむことができます。

また旅先では、スタンプラリーのように名所やお店をせかせかまわるのはやめて、ゆったりと行きたいところにだけ行きましょう。素敵な人や場所などとの偶然の出会いがあったりして、自分が計画していた以上に楽しい旅になるかもしれません。

Take a Rest

43 自分との約束を守る

「いつかやりたいこと」は今やる。

一年の始めなど「今年はこんなことをしたいな」と考えるときがあります。

雑誌を見たり友達の話を聞いたりして、「やってみたい」と思うことが増える人もいるでしょう。

それは素敵なことですが、「いつかやりたいこと」がたまり続けていないでしょうか。

マインドフルネスでは、「今」に集中することが大切です。いつまでも果たせない自分との約

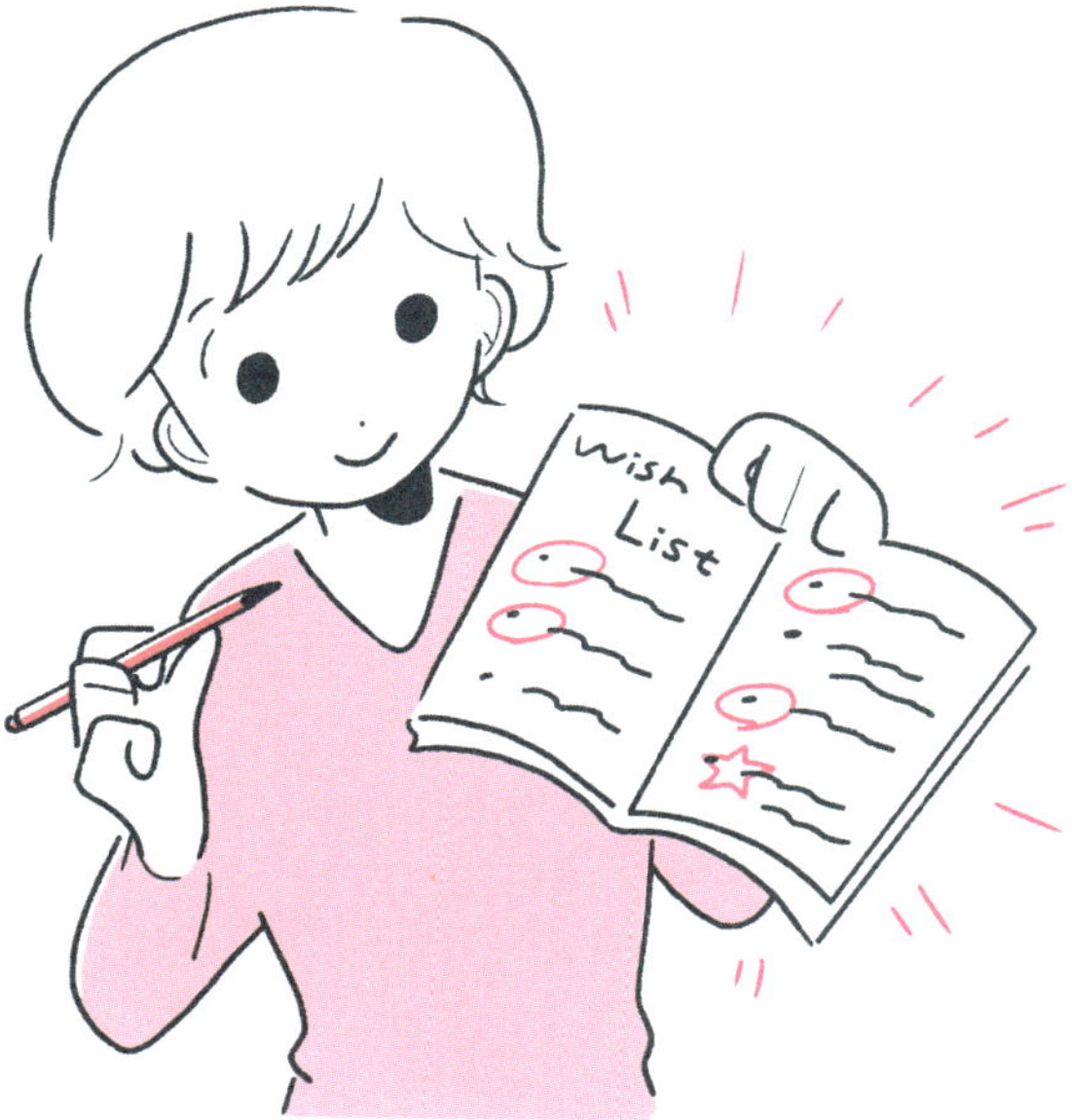

束に罪悪感を持って自分を責める必要はありません。

思い切って先延ばしはやめると決めましょう。

本当にやりたいことは予定として入れてしまい、もう気持ちが離れつつあるものは、思い切って「やりたいことリスト」から消してしまうのです。本当にやりたいことは、人を誘う、予約をしてしまうなどの工夫をして実現させましょう。

Take a Rest

44

本当に会いたい人にだけ会う

今度会いたい人より、「今」会いたい人に会う。

「今度ご飯でも！」なんて半分社交辞令の約束をして、そのままになっていたりしませんか。先延ばしにするということは、先延ばしにするだけの理由があるものです。「また会いましょう」といわれたら、その場で日程を決めてしまうか、そのつもりがないなら、思い切ってお断りをするのも1つの考え方です。

大切なのは、今この瞬間にあなたの心があることであり、対極にあるのが、過去に執着したり未来のことを心配したりすること。

社交辞令の約束をして「あのときの約束、どうしよう」と気を重くする必要はないのです。

5

付合下手

Unsociable

ほどよい距離感で人間関係を良くする

悩みの原因のほとんどが人間関係にあるといわれます。
苦手な人、怒りを感じる人など、相手を変えることはできなくても、
自分の相手への考え方を変えることができます。
思いやりを持てる、ゆとりある心になるためのマインドフルネスを紹介します。

思いやりの瞑想（メッタ・メディテーション）

人間関係に悩んで心がもやもやしているとき、嫌いな人に感情を支配されたように感じるときなどにやってみると、心の整理になる瞑想です。

姿勢を無理なく整え、呼吸を数回おこないながら、ゆっくりと自分に意識を向け、自分、大事な人、周りの人と、想像する対象をうつしながら、左ページの言葉を頭の中で反すうしていきます。

自分や家族、友人など大切な人だけでなく、苦手な人にも思いやりの心を向けることで、不思議と自分の中の嫌な感情が静まっていきます。

全部唱え終わったら、ゆっくりと呼吸へ意識を戻し、目を開けて瞑想を終えます。

終わった際には、ゆったりとした落ち着きや、他人に対する優しい気持ちを感じられます。

思いやりの瞑想

私の苦しみや悲しみがなくなりますように
私の心と体が健康でありますように
私が平和で幸せでありますように

愛する人の苦しみや悲しみがなくなりますように
愛する人の心と体が健康でありますように
愛する人が平和で幸せでありますように

私の家族の苦しみや悲しみがなくなりますように
私の家族の心と体が健康でありますように
私の家族が平和で幸せでありますように

まわりの人たちの苦しみや悲しみがなくなりますように
まわりの人たちの心と体が健康でありますように
まわりの人たちが平和で幸せでありますように

（苦手な相手を思い浮かべる）
苦手なあの人の苦しみや悲しみがなくなりますように
苦手なあの人の心と体が健康でありますように
苦手なあの人が平和で幸せでありますように

（地球全体へ意識を向けて）
生きとし生けるものの苦しみや悲しみがなくなりますように
生きとし生けるものの心と体が健康でありますように
生きとし生けるものが平和で幸せでありますように

Unsociable

45

目の前の人に対して「Just like me（私とまったく同じ）」と思う

イラッとした
目の前の人の
人生を想像すると、
優しくなれる。

誰かに対してイラッとしたとき、その人を感情的に非難したくなることがあります。でも少し立ち止まって「Just like me（私とまったく同じ）」と共感の気持ちを高めてみると、感情の膜で見えなくなっていた温かい気持ちが目覚めていきます。

たとえば私は、満員電車で押されたなどイラっとしたときにおこないます。自分を押してきたその人に意識を巡らせて「**あの人も私も、同じように他人の**

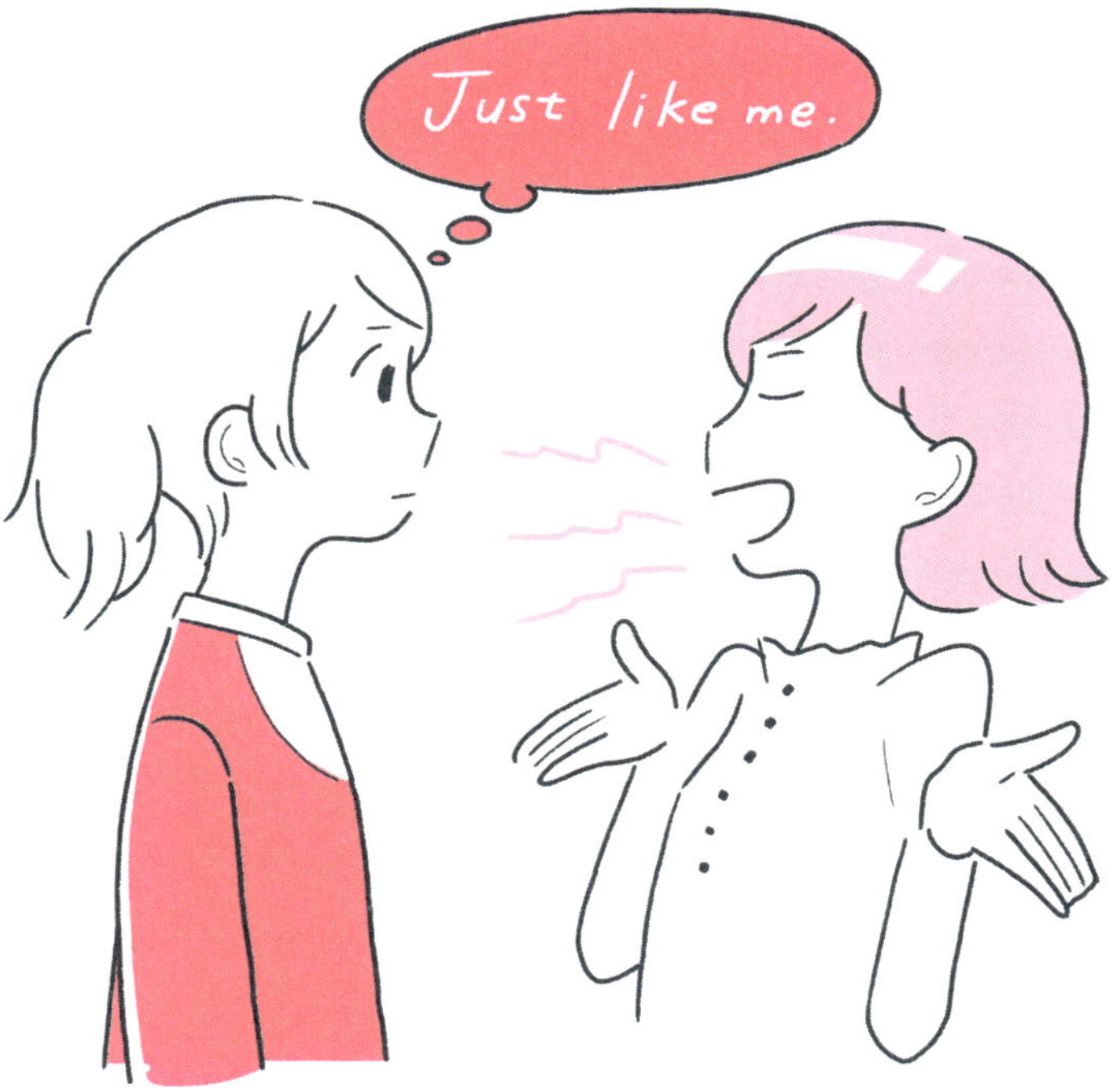

言葉に傷つき、無理をしたりがんばったりして生きているんだ」と、知らない人の人生を想像し、共感を向けてみます。

始めは「理解したくない！　なんでこの人に！」と拒絶する感覚があったとしても、1つずつゆっくり相手の立場や気持ちを受け止めていくことで、自分の中にある優しい気持ちがあふれてきます。

温かな感覚や気づきを広げていったら、最後は呼吸に意識を戻します。誰かに対して怒りが湧いたとき、感情が高ぶったときに心を静める方法として覚えておくと便利です。

Unsociable

46

「話を聴く」というプレゼントを相手に贈る

気の利いた返事よりも、ただ話を聴いた方が相手を癒やす。

当たり前にやっている「聞く」という行為。聞いているつもりでも頭の中では別のことを考えていたり、相手の話を否定していたり、反射的に浮かんできた言葉を発して、相手の話の腰を折っているときもあります。

「聴く」というプレゼントを贈るつもりで相手の話に心から耳を傾けてみましょう。**まずは相手の話が終わるまで、相づちを打つだけで、ただただ話に100%の注意を注いで聴くのです。**

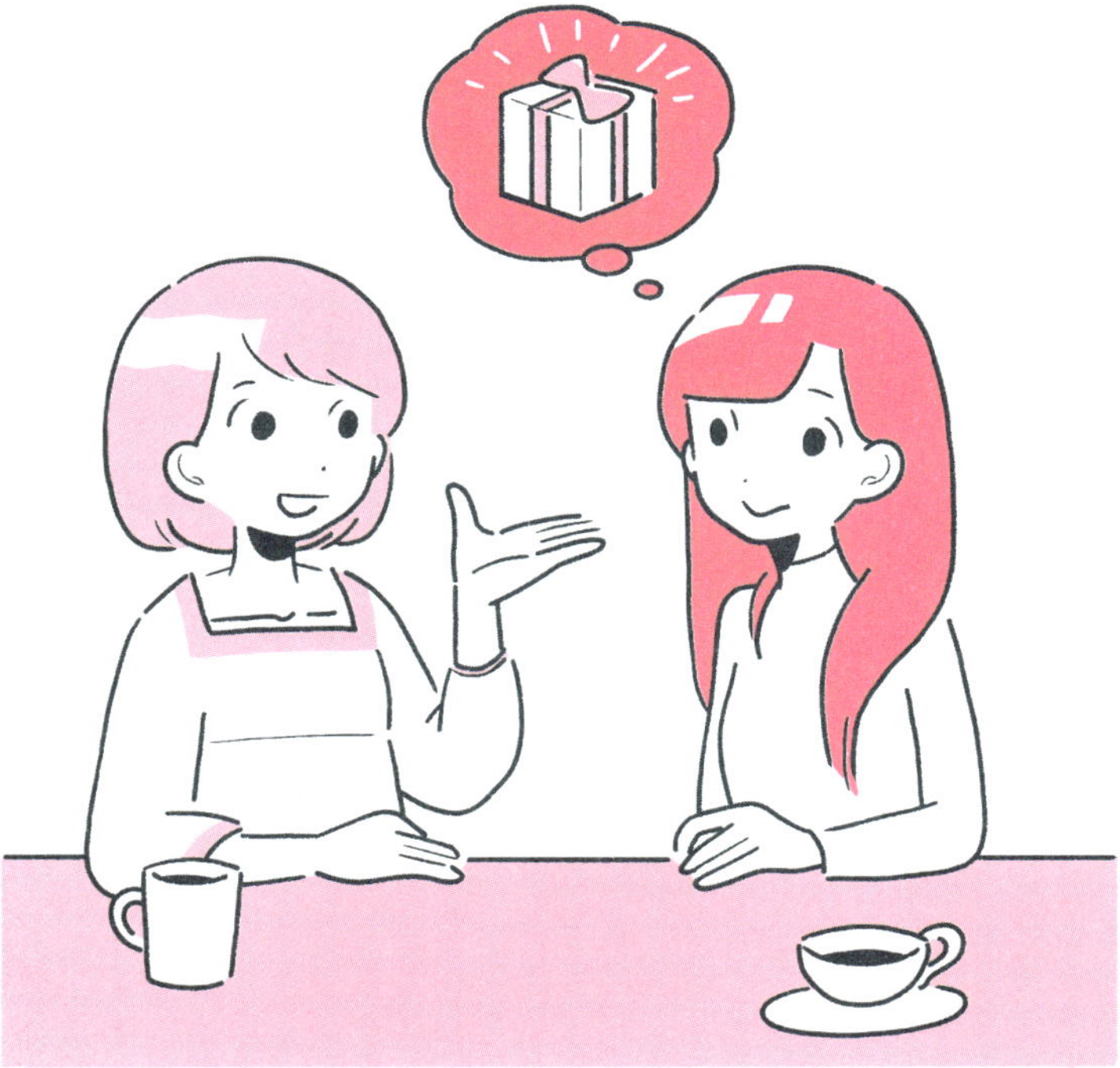

相手は自分が受け入れられていると感じ、さらに自分の心の中に湧き立つ、相手への異論や感情にも気づくことができます。
　相手のためを思って、何かアドバイスをしたくなるかもしれません。でもそれは本当に相手のためでしょうか。何かいいたくなったとき、実はそこには、浮かんできた感情を出したいという自分のエゴがあります。
　自分の気持ちを伝えたいという欲求を抑え、相手の話にただ耳を傾けられたとき、相手を本当の意味で受け入れることができるのです。

Unsociable

47 自分と違う相手に共感する

自分と違う人に共感できれば、腹は立たない。

「共感」という言葉に、どのような意味があると考えますか？

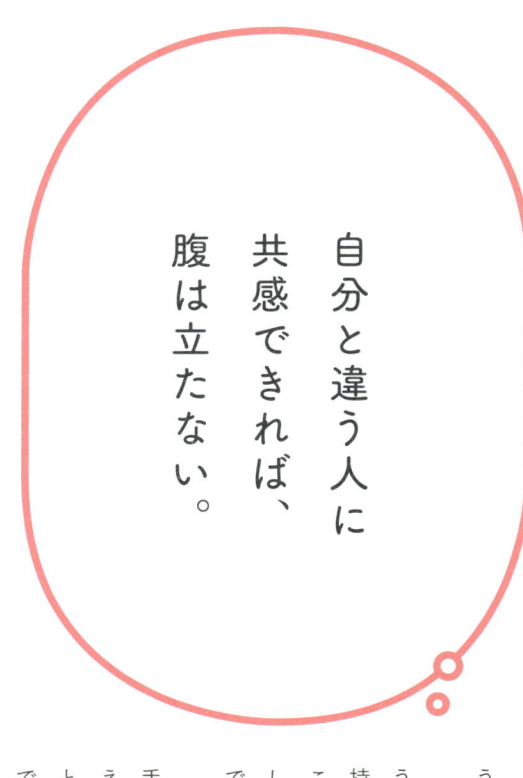

この質問を企業研修でおこなうとよくある答えは、「相手の気持ちや考えに寄り添い理解すること」です。ただ、私がお伝えしている共感の定義はそれだけではありません。

先ほどの定義とともに、「相手が持つ自分と違う気持ちや考えを区別した上で、理解すること」もともなうものが共感なのです。前者だけでは、同調、同

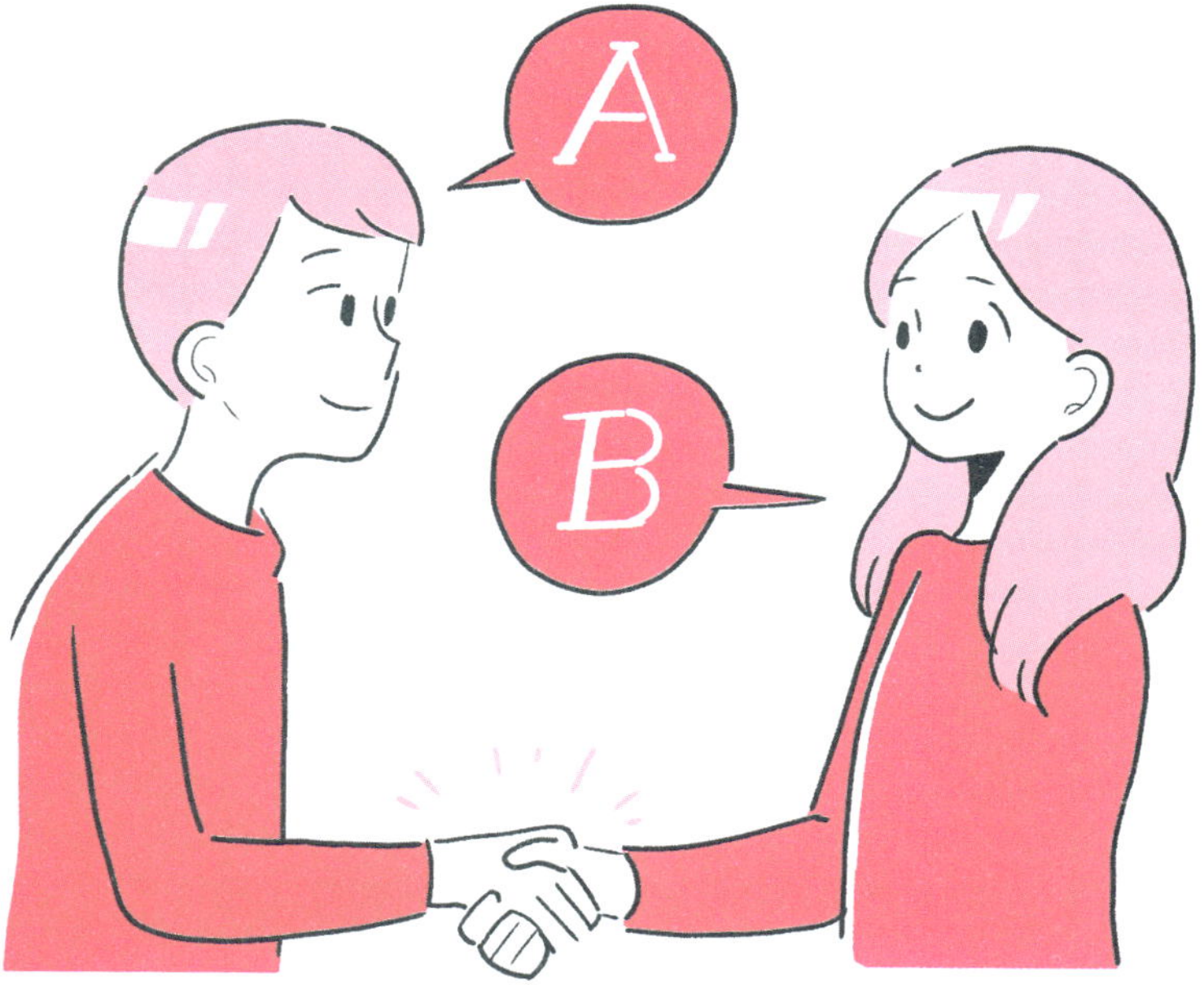

情のみということです。

私たちは、気持ちに寄り添うことだけを共感と考えてしまいがちです。**本当は相手と自分の考えは違うのが当たり前であり、相手の意見に同意ができなくても、相手が今感じている感情は受け入れることはできるのです。**

同意できないから共感できないという心の根っこには、「違う」ということを拒絶したいあなたのエゴが隠れています。自分と違う相手をジャッジして拒絶するのをやめれば、相手に対して腹が立つこともありません。

Unsociable

48 マインドフルな会話をする

アドバイスよりも、相手の言葉を繰り返して受け入れることが大切。

会話はキャッチボールですが、返すボールにはあなたの価値観やエゴが込められ、相手がいいたいことを遮っていることもあります。

相手がいった事実をそのまま受け止めて相手に伝えてみてください。

それだけで会話の相手は「受け入れられている」と感じることができます。

これは心理学では「ミラーリング」と呼ばれ、コーチングで

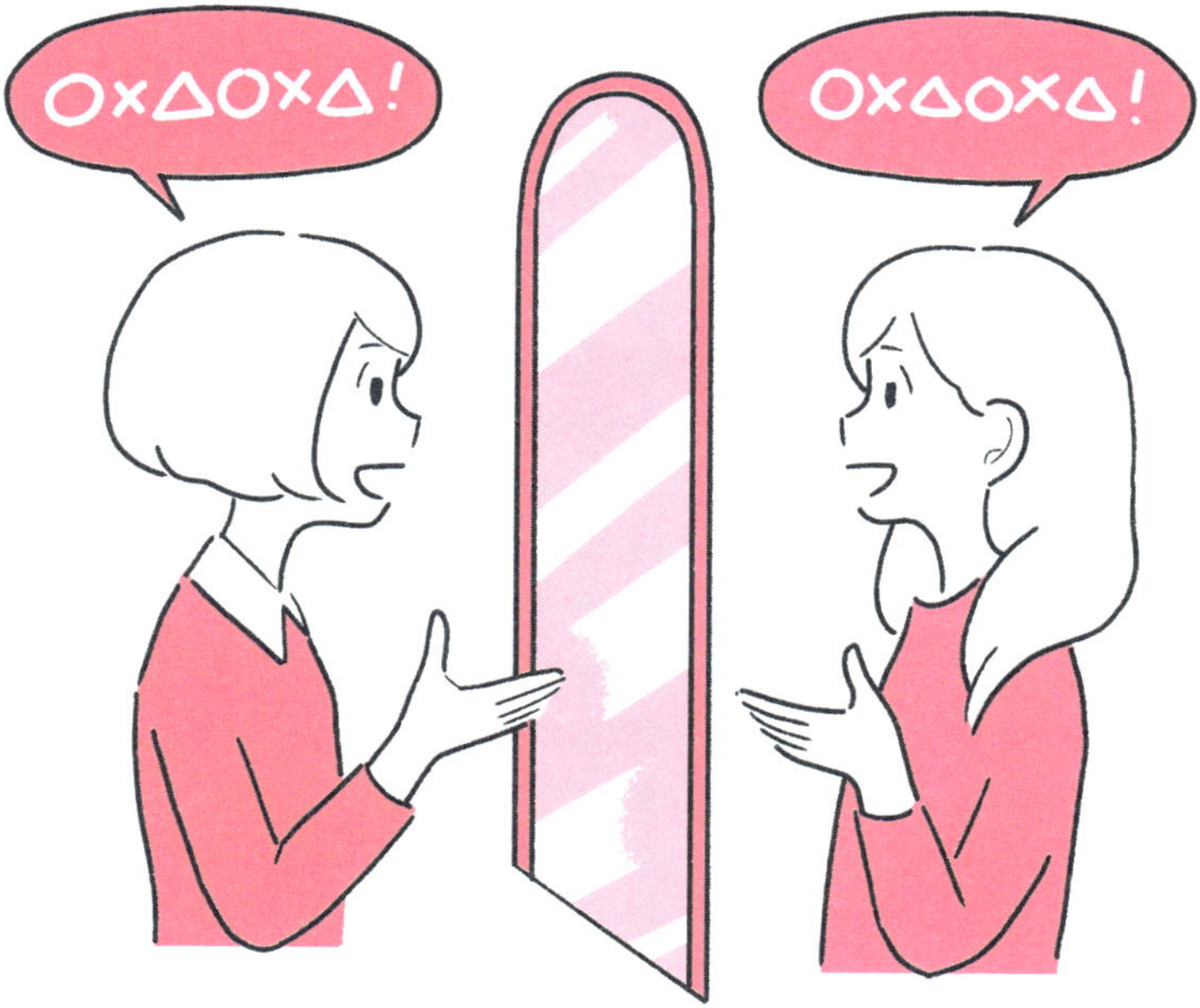

も使われる手法です。「そうだったんだね」「こう感じたんだね」とただ相手の感じたことを繰り返すだけでも、相手にとっては、自分のことを理解してくれた、ありのままを受け入れられたという感情が湧いてきます。

問題解決をしようとするよりも、受け止めることが大切なのです。

ただし続けてミラーリングで相づちを打つと、不自然に見える場合もあるのでやり過ぎには少し注意しましょう。

Unsociable

49 相手に対してほめ言葉を50個考える

ほめ言葉を考えるだけで、プラスな気持ちが湧いてくる。

謙虚が美徳といわれますが、日本人はほめることもほめられることも苦手な人が多いようです。でも相手の良い部分を見つけられる人って素敵ですよね。

ほめるという行動は、相手を観察する力と言葉で伝える勇気、2つがないと成り立ちません。

まずは自分の大切な人を思い浮かべて、良いと思うことをどんどん挙げていきましょう。大好きな人のことであっても、意外と20個くらいで考えが途切れ

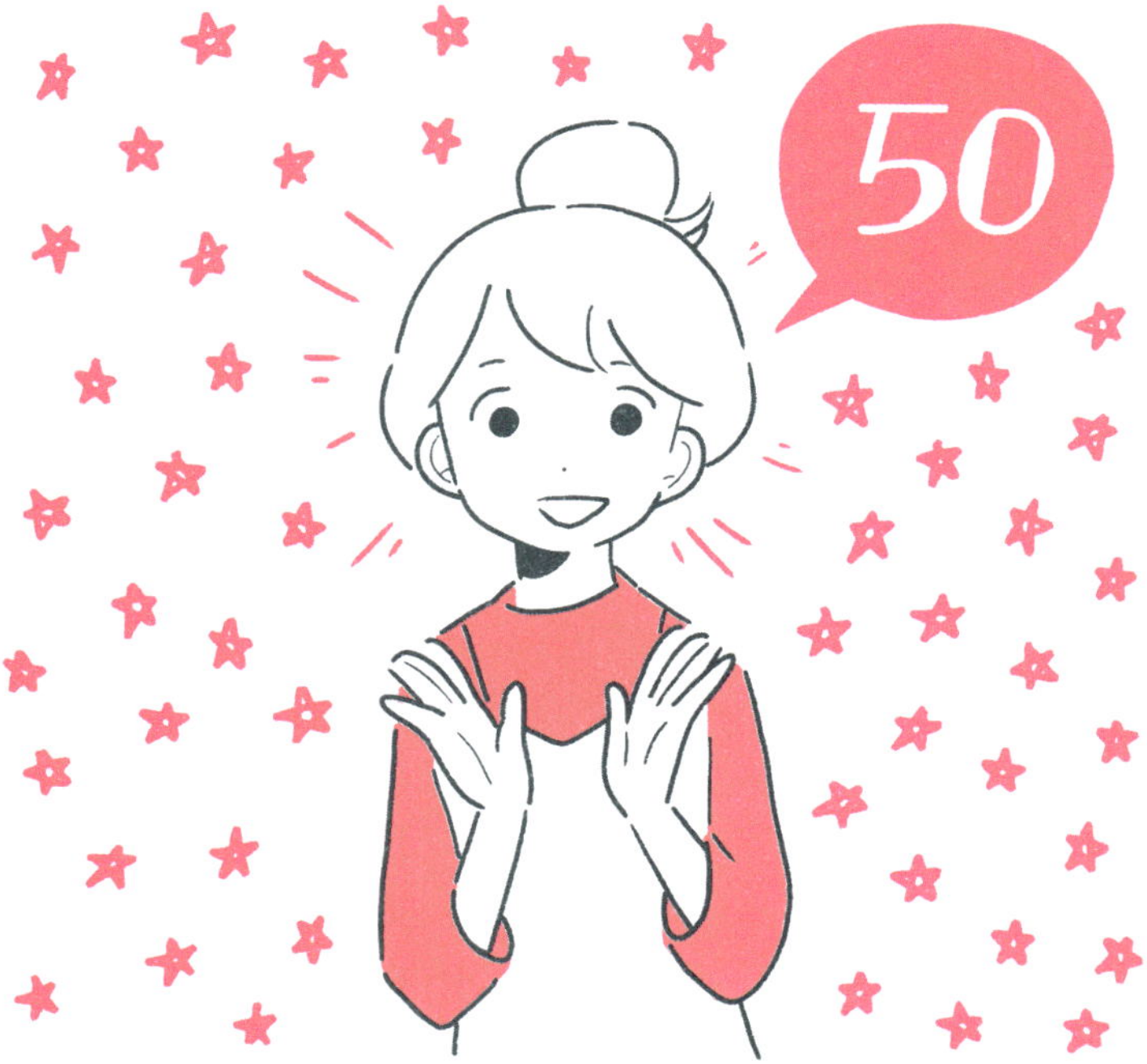

てしまうもの。**そこから先が大切で、ここからが普段気づいていない潜在的な魅力に気づくチャンスです。**普段の相手を思い出し、当たり前になっていることの中から、実は相手にしかない魅力的な部分を見つけ出していきます。

この作業は観察力を養うだけでなく、物事をよりフラットに見て理解する練習にもなります。好きな人だけでなく、嫌いな人を思い浮かべてやってみると、嫌悪感がおさまり、相手に対する共感の気持ちが湧くかもしれません。

Unsociable

50

相手に対して感謝の言葉を50個考え、1つ伝える

気づく力があれば、小さなことにも感謝できる。

ほめると同時に「ありがとう」という感謝の気持ちも、言葉や文字にすることで、さまざまな気づきを広げるきっかけになります。

おすすめは、誰かに対して架空の感謝の手紙をしたためてみること。書くことで、相手への気づきの力を高めることができます。

こちらも前項と同じように、20個から先を考えるときが大切です。無意識に感じているとこ

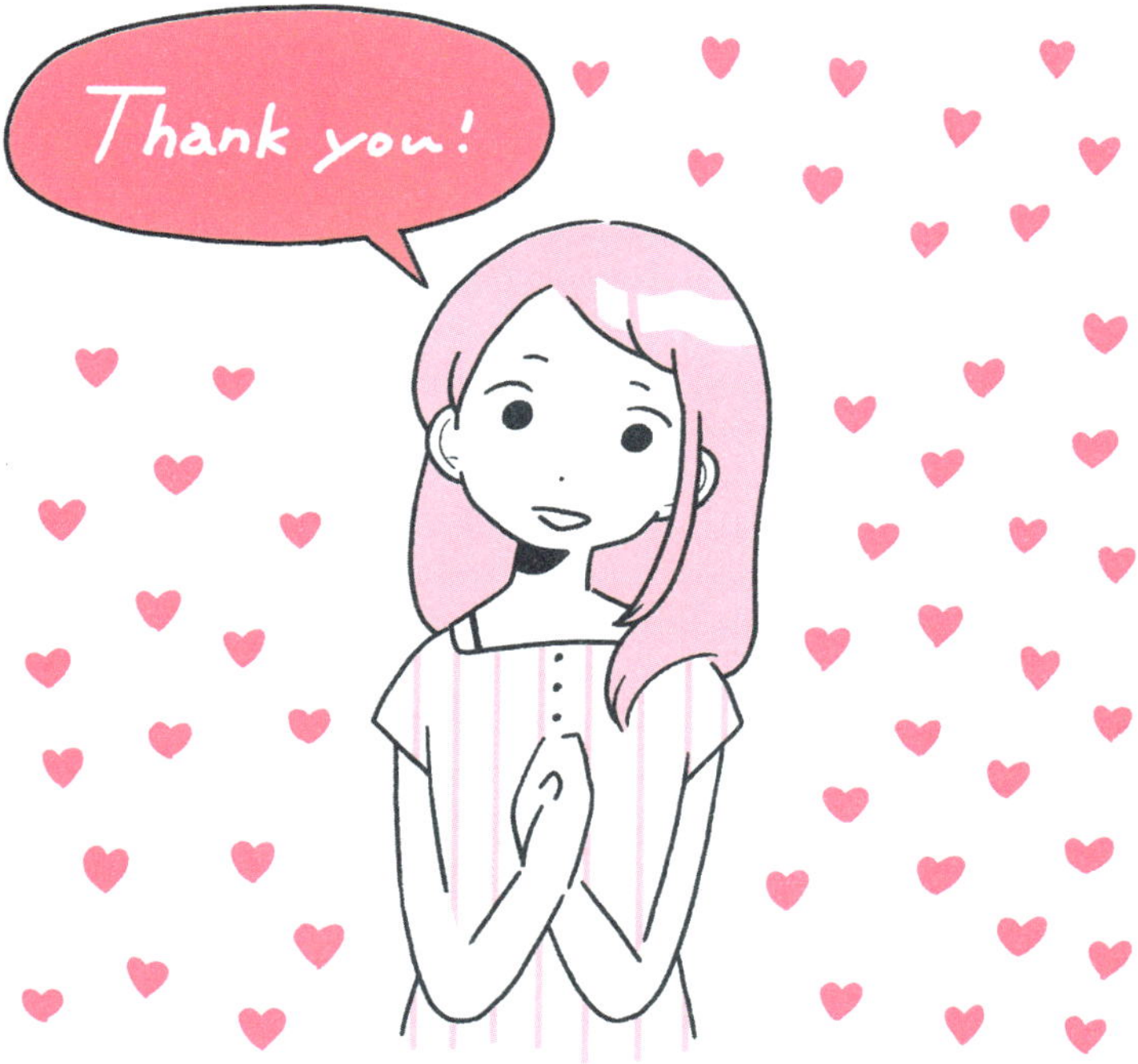

ろに意識を向けて、当たり前だと思っていることに気づくことができます。

がんばって感謝の気持ちを書き出した後は、1つでいいので直接相手に言葉で伝えてみてください。ちょっぴり勇気がいりますが、いわれて嫌な気持ちを抱く人はいません。小さな行動を変えていくことが、あなた自身を変えていくことにもつながります。

Unsociable

51

もう会えない人との関係を良くする

気持ちを
口に出すだけで
自分の心を
癒やすことができる。

どんな人でもいつかは死を迎えますが、残された人の心の中で亡くなった人は生き続けるものです。

相手に伝えたいことを抱えたままその相手があなたの目の前から去ってしまったら、消化しきれない気持ちを抱え、残された人は生き続けなくてはいけません。

行き場のない感情は、心の対話で解きほぐしていきましょう。

イスを2つ向かい合わせに置

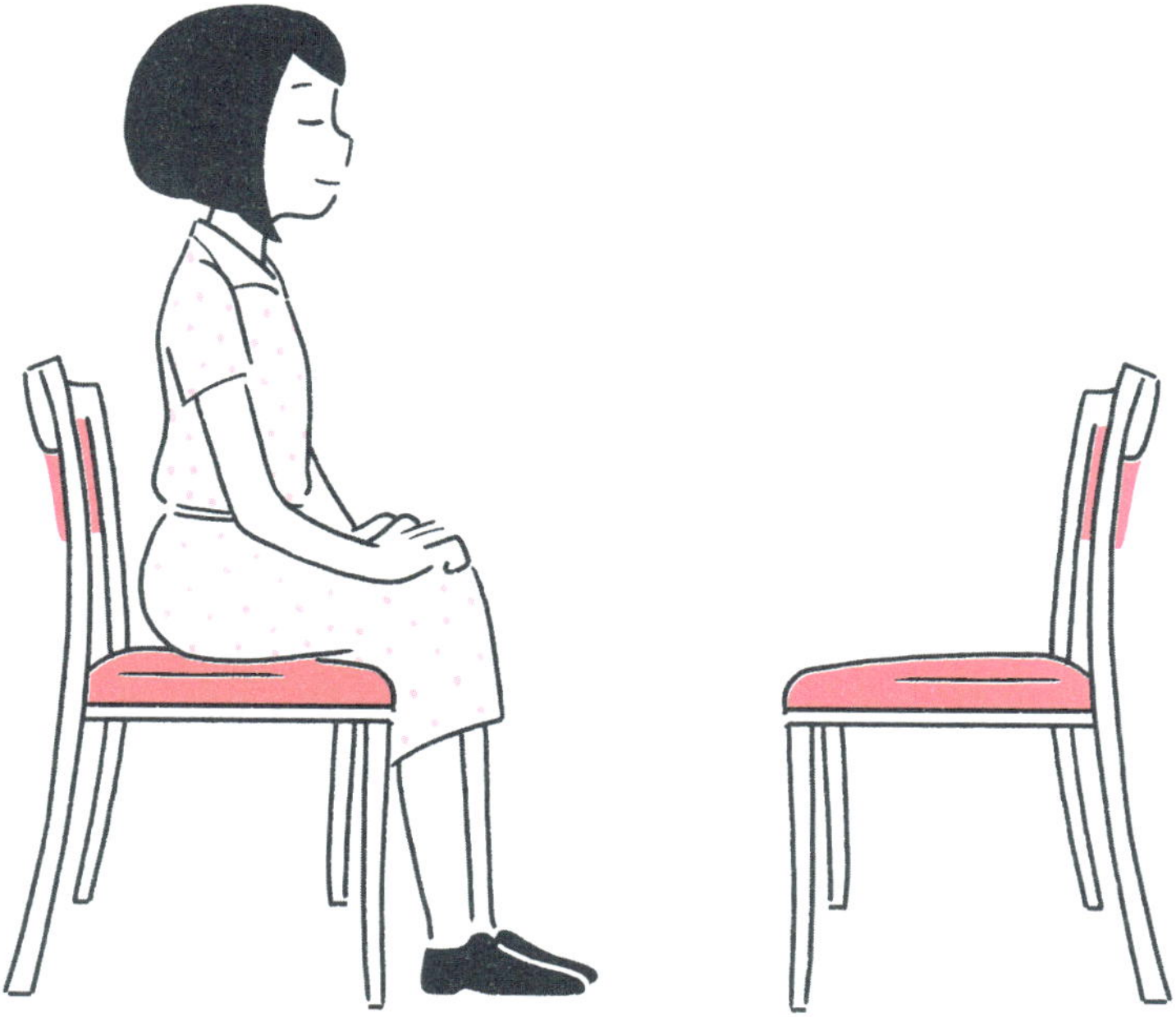

き、ひとつには自分が座り、もうひとつには伝えたい相手が座っていると仮定し想像します。
　呼吸を整え相手をイメージしたら、あのとき伝えられなかった言葉や、今の苦しみを言葉にしてみます。実際に相手が聞いていなくとも、本音を伝えたという行動が、あなたの心を癒やしてくれます。
　この方法は、亡くなった人だけでなく、面と向かって伝えにくい相手に会う前の準備としても役立ちます。

Unsociable

52

「この人と会うのはこれが最後かもしれない」と思って別れる

「次」があるかはわからない。
今の相手に
全力で向き合う。

大切な人を失った多くの人が、会えなくなってからその人に対する感謝や愛を感じ、「あのときもっと……」と後悔を抱くものです。

別れる際の挨拶の瞬間だけ「この人と会うのはこれが最後かもしれない」という気持ちで、接してみましょう。**そう想像するだけで、急にこの瞬間がかけがえのない時間に感じられます。**

この想像を真剣にするとき、私は涙が出そうになります。

当たり前のように感じていた相手の存在が大切に感じられると同時に、普段は口にしない素直な気持ちを伝えることができるかもしれません。

6

情緒不安定

Too Emotional

ざわざわした心を
穏やかにする

先のことが不安になったり、過去のことを思い出して後悔したり、
なぜか気持ちがもやもやしてしまうときがあると思います。
感情をコントロールするには、そんな負の気持ちも認めて受け入れることが大切です。
マイナスな感情の扱い方を学ぶ練習をしましょう。

回復力（レジリエンス）の瞑想

レジリエンスとは、「心の回復力」をさす言葉です。私たちは日々さまざまな出来事に対峙し、落ち込んだり不安になったり、ショックを受けることもあります。

心の回復力を高めていければ、いつまでも悲しみのループから抜け出せないということはなく、出来事も感情も、自分の中で落ち着いて受け止めることができます。

瞑想をおこなうポイントは、**ショッキングな出来事と、そこで起きたネガティブな感情から距離をとり、さまざまな側面から観察をしていくことです**。まずはゆっくり呼吸をしながら、起きてしまった出来事を振り返ってみましょう。

たとえば失恋してずっとその辛さが心の中にある人は、「なぜ別れることになったのか」「私はなぜ悲しみを抱いているのか」と、客観的に観察します。

また落ち着いてきたら「この出来事から私は何を学ぶことができるのか？」など、ポジティブな側面も観察してみましょう。

回復力（レジリエンス）の瞑想

1 起こったことを観察するためには、
紙に書き出して可視化するのが良いでしょう。
白い紙を用意し、失敗したことや
ネガティブに感じたことを書きます。

2 呼吸に意識を向けるマインドフル瞑想をして、
自分の心の状態を一度リセットします。

3 別の紙に、失敗したことについて
その失敗から何を学ぶことができたのか、
その経験から自分が得たものは何か、
ポジティブにとらえなおして書いていきます。
失敗についても自分についても、二面性が
あることがわかり、ポジティブな選択を
できるようになります。

Too Emotional

53

もやもやした気持ちに名前をつけて書き出す

自分を責めずに、マイナスな感情があることを認める。

心のもやもやイライラ。起こったことはしょうがないと頭でわかっていても、もやもやがループのように続いてしまうことがあります。

そんな感情に意識を向けて、言葉で「ラベル」をつけてあげることで、負のループを終わらせることができます。

「怒りを感じている」「悲しかった」など、紙に書き出したり、声に出して、思いつく感情を10個挙げていきます。紙に書く、

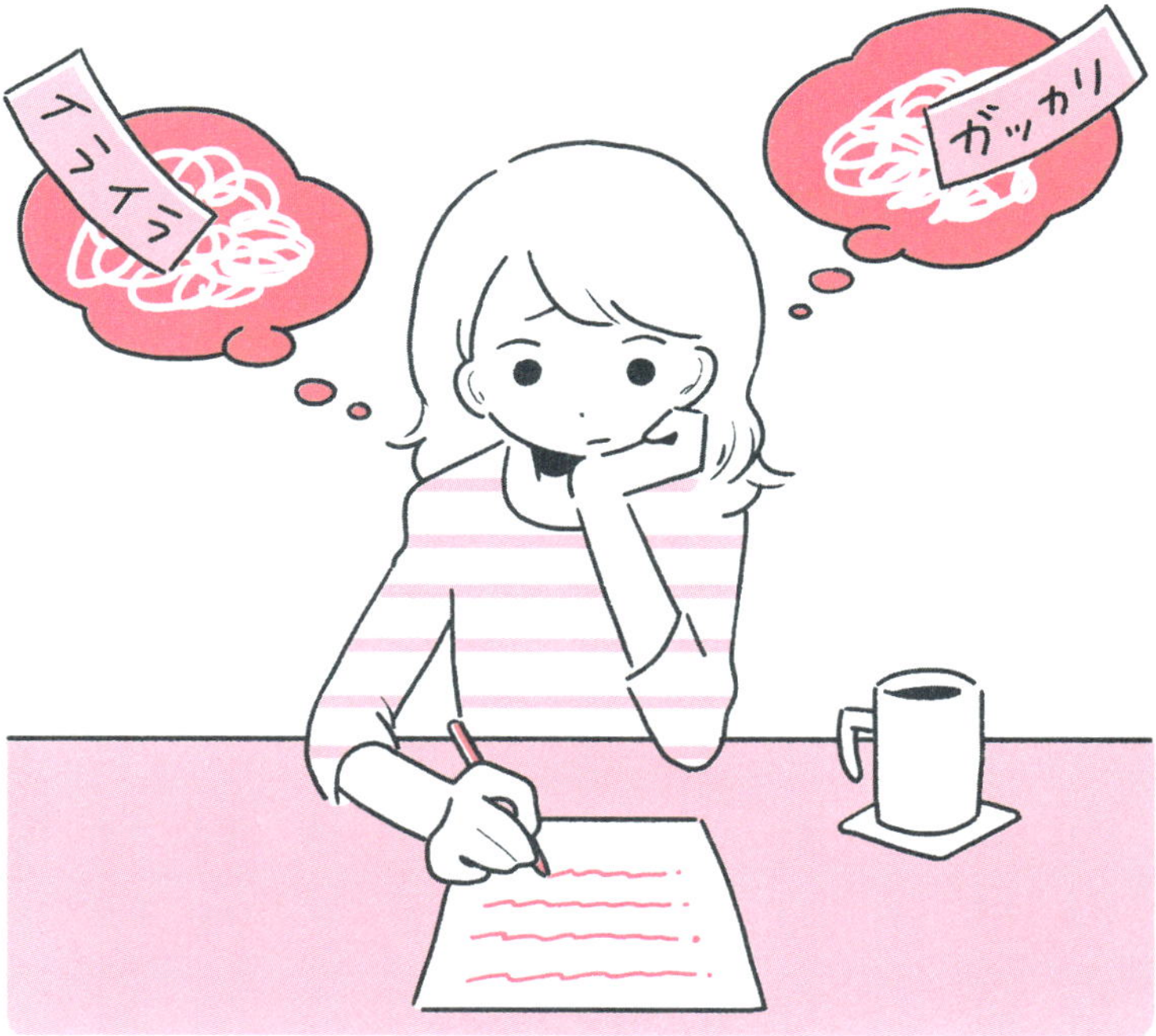

声に出す行為は、自分自身を客観的に観察するメタ認知能力を高めたり、本当の自分をあるがままに理解するという自己認識力を高めます。

　それによって、もやもやイライラなどのネガティブな感情で霧となって見えづらくなっている、自分の本心や感情に気づくことができます。

　注意したいのが、「だから私はダメなんだ……」「私がいけなかった」など、自分を責めるようなジャッジはしないこと。心の中にある感情そのものをすくい上げ、自分の気持ちを受け止めるだけでいいのです。

Too Emotional

54

怒りを感じたら「シベリア北鉄道」に乗り冷静になる

自分自身が怒りにならずに、怒りを感じている自分を観察する。

ムカッとしたその瞬間、私たちは心もからだも、怒りの感情に一瞬で飲み込まれてしまっています。苛立ちをそのまま言葉にしてぶつけて後から後悔することもあります。そんなときは私が日本でお伝えしているグーグルの人材開発メソッド「Search Inside Yourself」で紹介しているワーク「シベリア北鉄道」という対処法が有効です。

- **Stop＝停止する**
- **Breathe＝呼吸する**

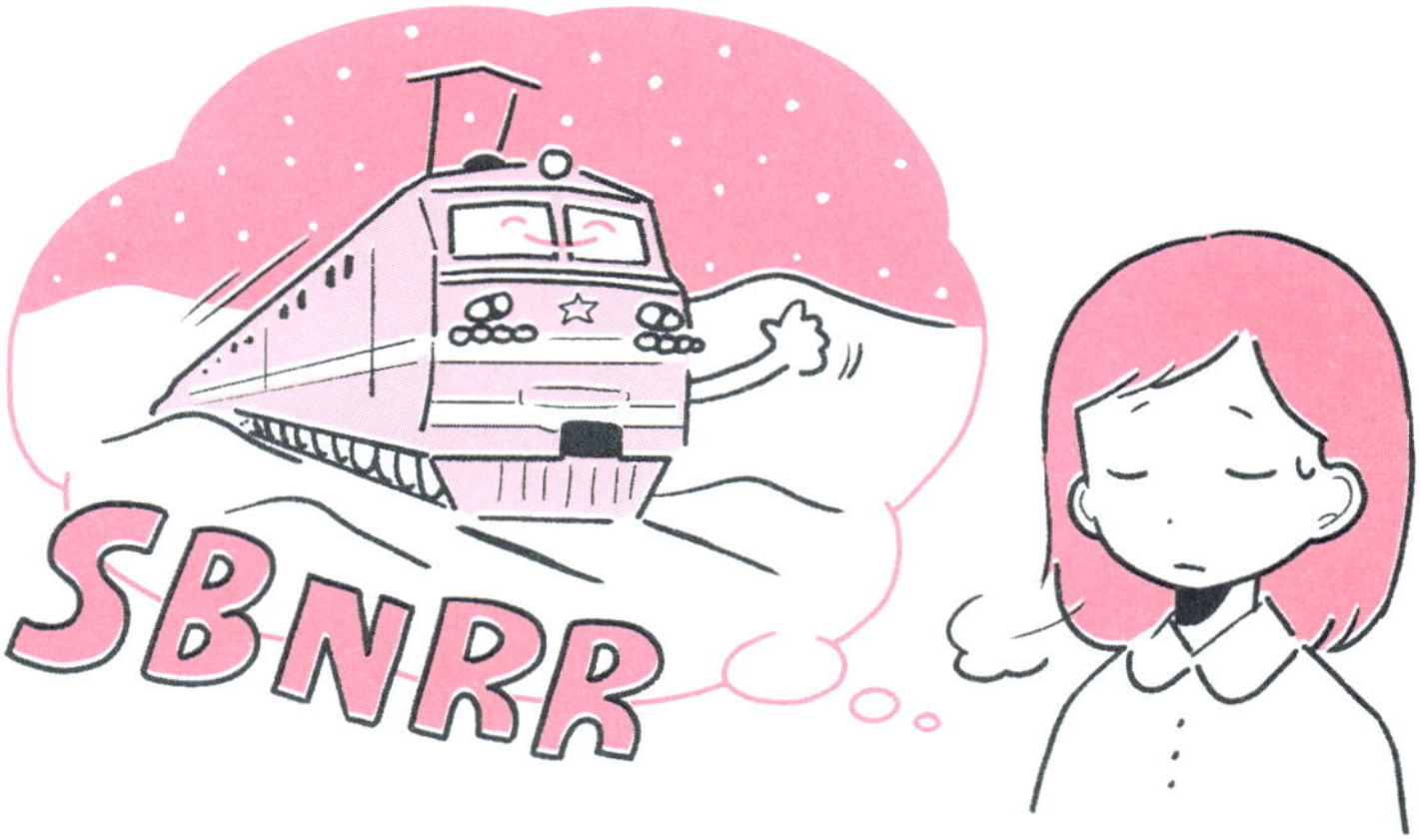

・Notice＝気づく
・Reflect＝よく考える
・Respond＝反応する

これら5つの頭文字をとった「SiBerian North RailRoad（シベリア北鉄道）」という言葉を思い出しましょう。怒りが衝動的に走りそうなのを感じたら、まずは止まること。次に、何回か深呼吸をして怒りと距離を作っていきます。

少し冷静になれたら、今度はからだの反応や思考に気づいてみましょう。「胃がムカムカする」「肩が上がっている」など、怒りはからだのどこかに出ていることがよくあります。「なんで私ばっかり」「むかつく！」など、頭の中の怒りの声にも気づくことができるといいですね。

気づくことができたら、次に「なんであの人はこんなことをしたの？ 私はどうして怒りをこんなに感じるの？」と、今の状況や自分の気持ちを改めて考えていきます。また「いつも同じパターンで怒っているかも」など、過去の自分との比較をしてみるのもおすすめです。

一連の対処ができて初めて、怒りに対するアクションを取っていきます。

自分自身が怒りになるのではなく、自分が怒りを経験している、と考えて、怒りとの間に距離を取ることが大切です。

Too Emotional

55

失敗を「コメディ映画のワンシーン」として眺める

失敗した自分を
客観的に見つめれば、
失敗から
距離を置ける。

失敗をした経験が忘れられず、いつまでも思い出して恥ずかしくなってしまう……、そんな経験はないでしょうか。

そんな忘れたいのに忘れられないくらい恥ずかしい感情も、映画のワンシーンのように観察できると、見え方が変わっていきます。

まずは目を閉じ、映画館のイスに座っているところをイメージします。

どの辺の席に座っているかま

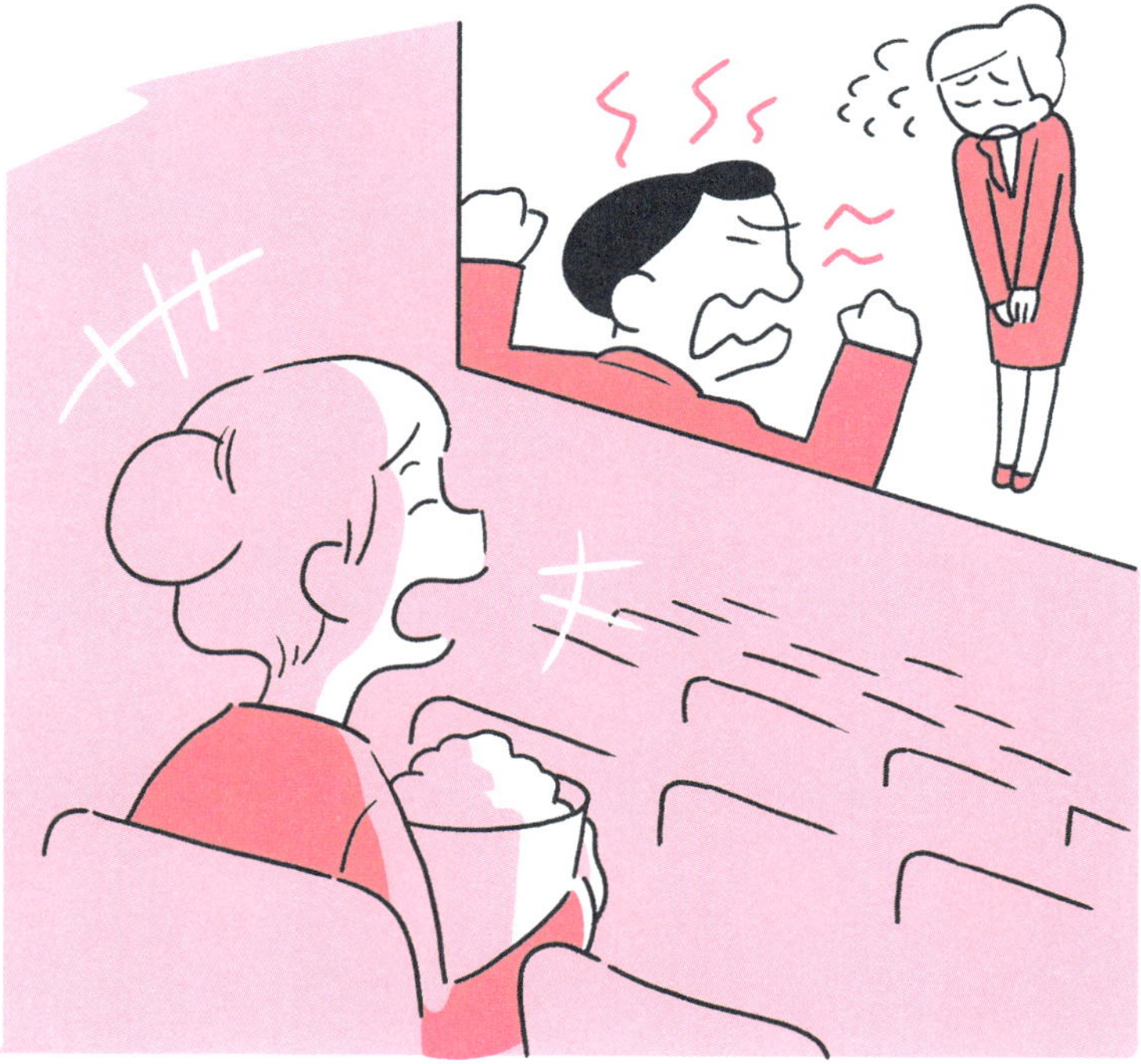

で具体的に想像できたら、スクリーンに失敗のシーンが映し出されるのをイメージ。ただそれを眺めましょう。

　映し出される女性は、自分ではなくあくまでも物語の主人公。**「彼女は今こんな失敗に遭遇しているから、きっとこんな気持ちなんじゃないかな」と、画面に映る自分も、映画鑑賞と同じように距離を置いて想像します。**

　冷静に観察していると、恥ずかしいという感情がなぜ湧き上がったのか理解でき、フラットな自分に戻ることができます。

Too Emotional

56

誰にも見られていないときにゴミを拾う

人のために
良いことをすると、
なぜか自分が
幸せになる。

他人に優しくしたとき、私たちの中では幸福度が高まるという研究結果があるそうです。でも日々に余裕がないときは、自分のことで精いっぱいで、誰かから手助けを求められていることすら目に入らないものですよね。

ボランティア活動に参加したり知らない人に声をかけるのはハードルが高いですが、まずは日々の目につく範囲で「小さな良いこと」を実行してみましょ

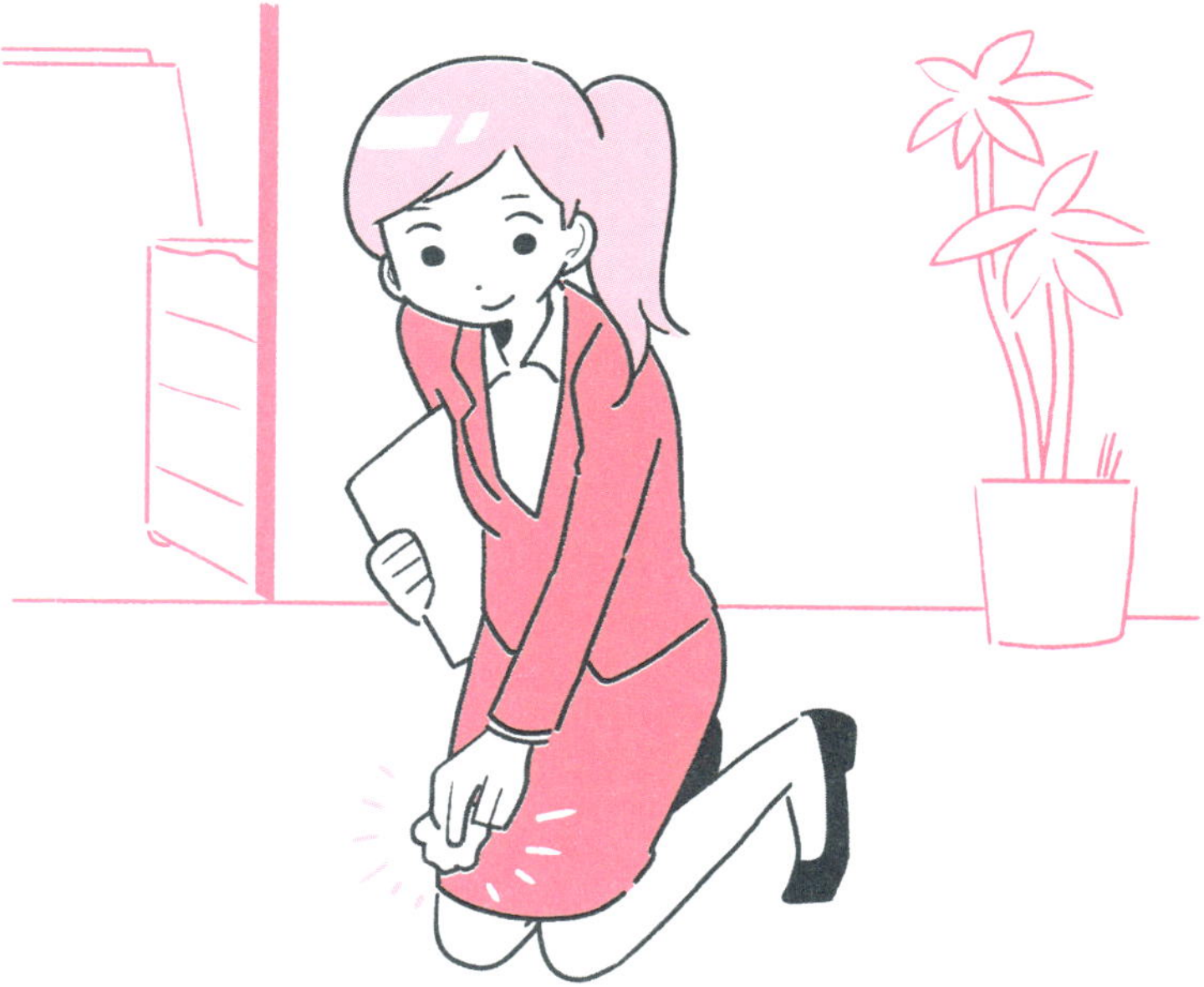

う。

たとえば会社のフロアに落ちているゴミをこっそり拾って捨ててみたり、使い終わった洗面所の水はねをさっとふいてみたりなど。

仏教でも昔から、「陰徳を積む」という考え方があります。人のためになることを見返りを求めずにすることをいいます。

誰かのためになることをする喜びが、逆に自分の心を温かく満たしてくれることにきっとびっくりするでしょう。

Too Emotional

57

目の前にいる見知らぬ人の幸せを祈る

他人の幸せを祈れる人が、一番幸せになれる。

「幸せになりたい」、そんな風に思うなら、まずは今この瞬間目の前にいる人、顔も知らない偶然居合わせた他人の幸せを祈るところから始めましょう。

「情けは人の為ならず」という言葉の通り、たとえ相手に対する感情でも、自分が持っている感情は、自分に作用するものです。**相手の幸せを願うことは、自分の幸せにも関係しているのです。**

私がよくやるワークでは、た

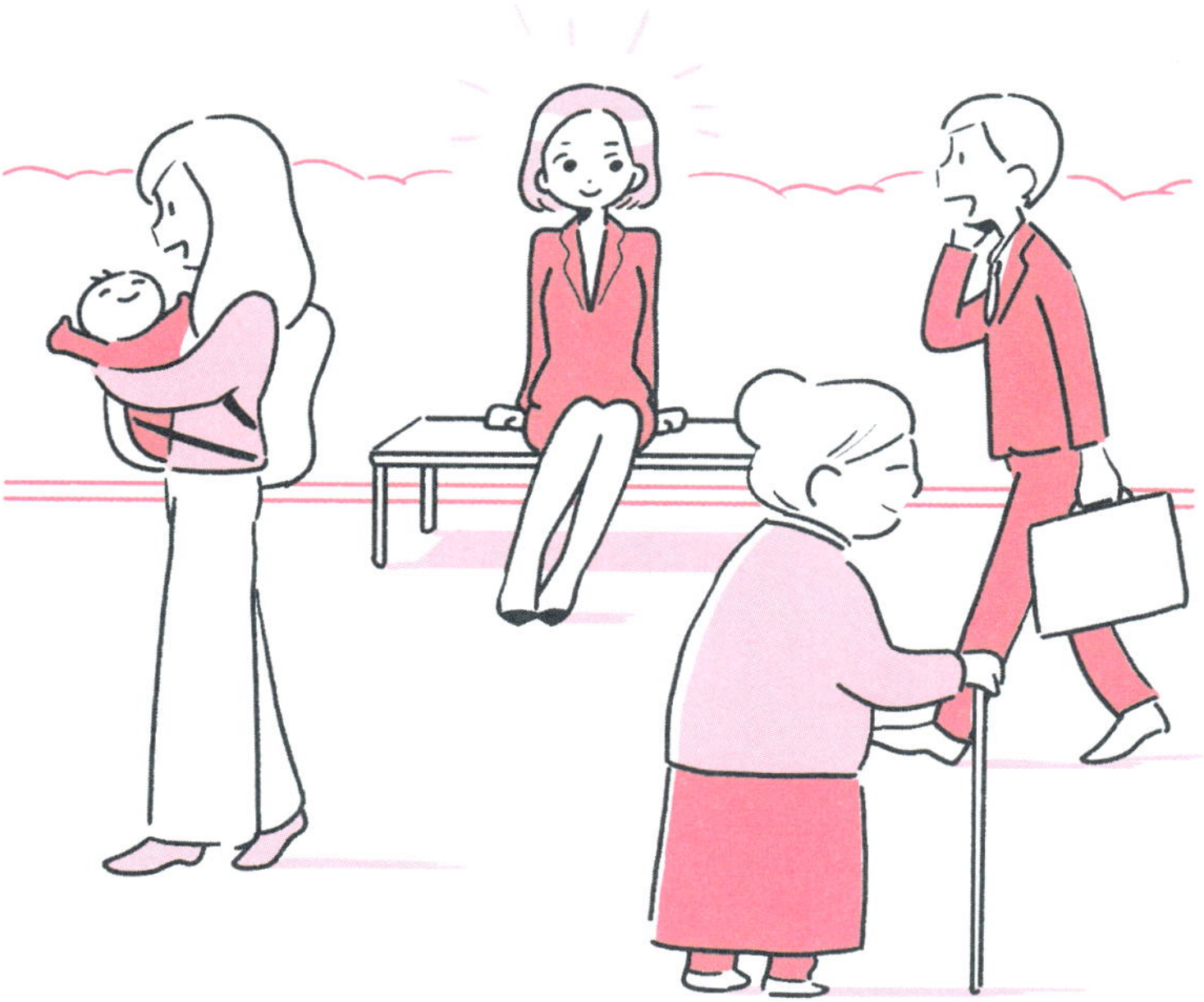

とえば道を歩いているときなど、近くの見知らぬ人一人ひとりに意識を向けて、「あなたが幸せでありますように」とその人たちの幸せを祈っていきます。

1人2人ではなく、短時間でいいので、5人10人と、なるべく多くの人の幸せを祈ってみてください。このとき、「ここにいる全員」とまとめて祈るのではなく、それぞれ一人ひとりに目を向けてください。

他人の幸せを祈っているはずなのに、他人に向けた感情が自然と自分も包み込み、最後は温かな幸福感が味わえます。

Too Emotional

58

「調子が悪いときもある」と認める

どうしようもないときは体調のせいにしてあきらめる。

体調が悪いときや、ホルモンバランスが乱れているときは、ネガティブな感情に引っ張られることがあると思います。

そんなときは、イライラや鬱々とした気持ちを、キャラクターに変えて距離をとってみましょう。「ホルモンちゃんが今日は元気だから、私の体がぐったりしてるんだ！　もうしょうがないよね！」こんな風に自分を責める気持ちが落ち着けば、ももやもやも少しは晴れてきます。

誰だって、いつでも絶好調な人はいません。どうしようもないときはあきらめていいのです。

Too Emotional

59 一日3つ感謝をする

同じものを見ても、ポジティブに考える癖をつける。

ついつい自分のダメなところにばかり目を向けてしまうのは、しょうがないことでもあります。だからこそ一日の終わりには、その日を振り返りながら、感謝したいこと3つ、良かったこと3つを手帳やメモに書き起こしてから眠りにつきましょう。

ものの見方や考え方にも人それぞれの癖があります。ネガティブからポジティブに、**コップ半分の水を見たときに「半分しか」ではなく「半分も」水が入っていると思えるような考え方に変えるには練習が必要です。**何より、一日の終わりに良いことを思い出して、穏やかな気持ちで眠りにつくことができます。

7

人生迷子？

a Stray Sheep

自分をもっと好きになって
未来にワクワクする

最後のパートでは、今の自分の状態を整理するために最適な
マインドフルネスの実践法、「ジャーナリング」について紹介します。
ただ紙に書き出すだけで、自分でも気づかなかった自分に出会うことができるので、
人生の選択をしなければいけないときなどでもおすすめです。

思考をクリアにする「書く瞑想」、ジャーナリング

紙に書き出すと物事が整理しやすくなるのは、多くの人が知っていることだと思います。マインドフルネスにも、今ここに集中し、思い浮かんだ言葉を書き出す「書く瞑想」、ジャーナリングという方法があります。

始めるときは、まずはテーマと書き出す時間を決めます。一回の時間に決まりはありませんが、ちょっとしたイライラの振り返りなら5分。しっかり自分を見つめ直したいときは15分など、テーマによって変えていきます。

「今ももやもやしているのはなぜ？」と、イライラ解消のためにおこなってもいいですし、この後紹介する価値観や目標など、ちょっと壮大なテーマにゆっくり取り組めば、自分の生き方について考えることができます。

ジャーナリングを始めたら、テーマについて頭に浮かんでくる言葉をすべて紙に吐き出しましょう。

単語でも文章でも、書き方は自由ですし、文章としておかしくても、気にせずスラスラ進めていきます。

手が止まったときは、「書くことがない」「何も思い浮かばない」など、そのときの心の状態を書いてください。そう書くことで、「書くことがない」のはいけないこと、だからそれを書いても意味がない、というイメージを捨て、「書くことがない」状態の自分を認めることになります。

書き方にルールはありませんが、何より自分の無意識とスムーズにつながることが大切です。書き出しながら「私ってこんなこと思ってるんだ！」と、意外な本心や大切にしている価値観を見つけられるかもしれません。

このように新たな気づきの力、自己認識力を高めるジャーナリングは、まさに「書く瞑想」といえるのです。

a Stray Sheep

60

自分が大事にしていることを考える

私が本当に大切にしていることは……

日々の生活に追われていると、「やらなければいけないこと」で毎日があっという間に過ぎ去ってしまうように感じます。

今やっていることは、自分が本当にやりたいと思ってやっていることでしょうか。改めて自分の価値観を書き出してみると、自分が本当はどうしたいのか思い出せるかもしれません。

もちろん「大事なことなんてない！」と後ろ向きな言葉が浮かんできたら、それも否定せずどんどん書き留めます。無理やりポジティブな発想をするのではなく、自分のありのままの状態や忘れていた気持ちをすくい上げることが大切です。

a Stray Sheep

61

なんのために生きるのか考える

今の私の目標は……

一年の始めに目標を立てる人が多いですが、気づいたら忘れていたなんてことも多いものです。**もしも今、未来に対して不安を感じているのなら、先の目標や指標がないから、行き先のわからない道を進んでいるように感じているのかもしれません。**

ジャーナリングでもう少し長期的な未来の目標や生きがいについて、思いを巡らせてみましょう。

目標は置かれた状況や年齢によっても変わってきますから、定期的な心の振り返りとして、節目ごとに取り入れてみるのもおすすめです。

a Stray Sheep

62

理想の未来を想像する

私が考える
理想の未来は……

理想の未来を考えたとき、どんなことが思い浮かぶでしょうか。理想の自分は、どんなところで、どんな人と、どんな生活を送っていますか。

このとき、今の自分とはかけ離れた言葉が出てきても、「恥ずかしい！」「こんなの私じゃない！」とシャットアウトはしないように。

書き出したものは誰に見せるものでもないですし、書き終わったら捨ててもOK。ありのままに浮かんできた言葉を、一旦全部書き出します。

a Stray Sheep

63 自分をほめる

私のすごいところ、
良いところは……

日本人は人をほめるのが苦手で、自分自身をほめるのはもっと苦手です。**でもあなたの心もからだも、思っているよりずっとがんばっているし、我慢していることだってありますよね。**

普段はあまり考えることはないかもしれませんが、自分へのほめ言葉をたくさん書き出してみましょう。

「いやいやでも……」と否定的な言葉が出てきたら、それも書き出します。そんな風に謙虚なところは、自分の良いところかもしれません。書き終わった紙をとっておいて落ち込んだときに見返せば、自然とエネルギーが湧いてきます。

a Stray Sheep

64

「夢100リスト」を作る

私が叶えたい夢は……

「夢」と聞くと、大きなことを考えてしまうかもしれません。でも、ここで書き出す夢は、「コンビニのプレミアム肉まんを食べる」くらい小さなことでもいいのです。そんな小さなことから始めて、自分がやりたいと思うことを100個、とにかく書き出してみてください。**ポイントは、自分の未来が広がっていくのを感じて、書きながらワクワクすることです。**

書き終わったら、すぐできる

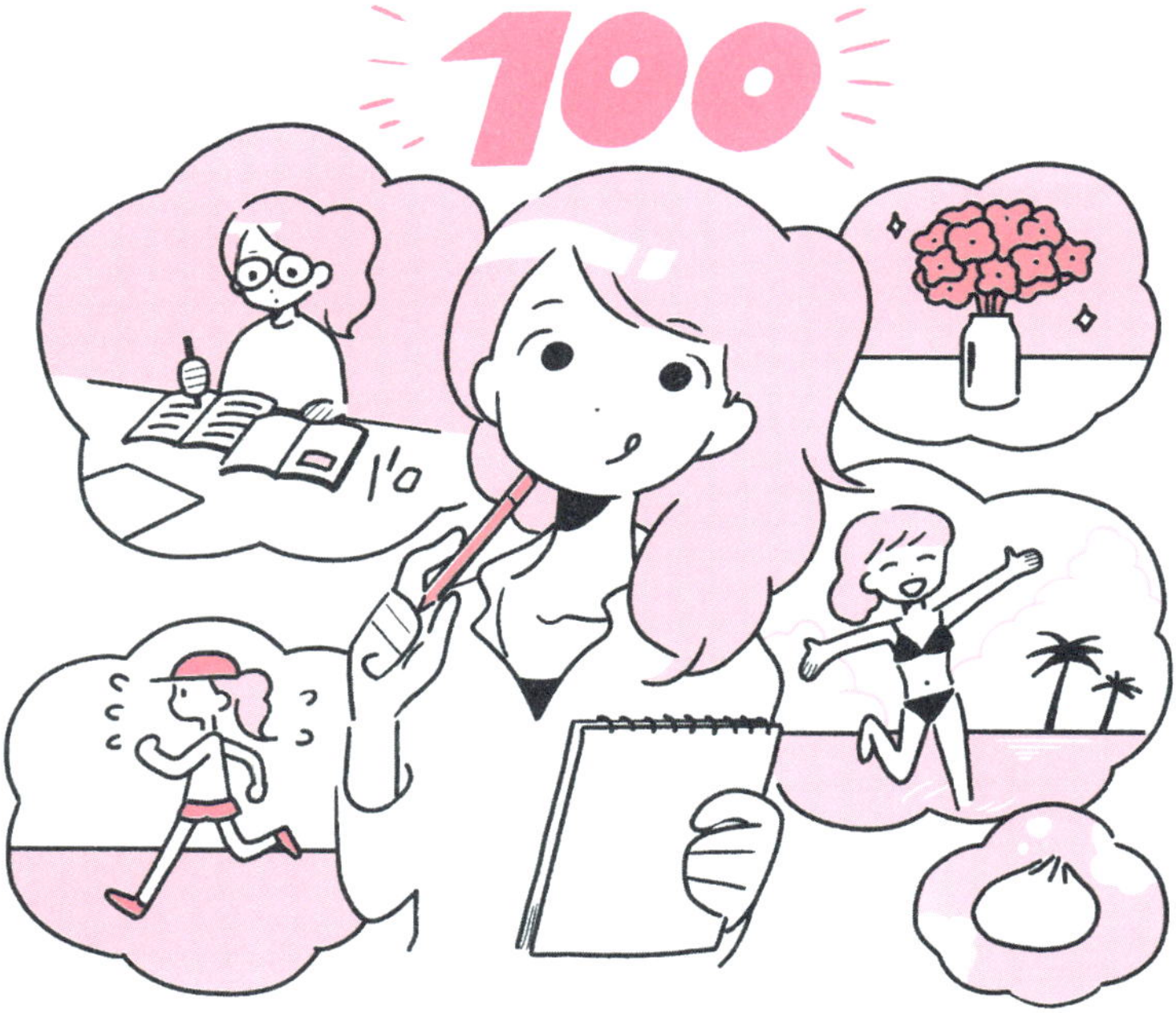

ことはすぐにやってみてください。まずすぐできそうなことに印をつけてもいいですね。先ほどの「コンビニのプレミアム肉まんを食べる」くらいだったら、今日すぐにでもできますよね。

　やりたいと思うことでも、「お金が」「休みが」「一緒に行く人が」など言い訳をして、できない理由を作ってしまうことが多いかもしれません。でもその「できない」と思うジャッジメントを手放すことが大切です。**自分でやりたいことを考えて、その通りに行動する習慣を身につけることで、自分の好きな方向に生きていくことができるようになります。**

あとがき――これまでずっとがんばってきたすべての女性たちへ

「現代の女性たちは、みんながんばっている。

でも、そのがんばりにみんな苦しんでいるのではないかな？」

これが、本書のきっかけとなるわたしの問いです。

そのがんばりって、「ねばならない」とか、「こうすべき」など、無意識のうちに自分を不自由にしている、これまでの時代の常識やルールから生まれたものではないでしょうか。

例えば、結婚しなければならない、子供を産まなければならない、離婚はすべきでない、子供は立派に育てないといけない、キャリアで成功しなければならない、とか。

そんな風にして、みんな、これまでの時代のレールを必死にがんばりながら突っ走っている。

「だって、がんばらないとダメじゃないですか！」そんな声が聞こえてきそうです。

でも、そんながんばっている方にこそわたしはこう言いたいのです。

「うんうん、そうだね、これまでよくがんばってきたね。でも、その先にあなたのほんとうの幸せはあるのかな？　そのがんばりはほんとうに必要ながんばりなのかな？」

いまわたしたちは、時代が大きく変わろうとしている世の中に生きています。時代が変わるとき、世の中の常識やルールも大きく変わります。

がんばっている人にほんとうに必要なことは、そんな自分をあるがままに受け入れて、認めてあげること。そして、これまでがんばってきた自分のレールの上でいったん立ち止まり、これまでの自分を理解することではないでしょうか？　世間の常識やルールに縛られず、これからの新しい時代のなかで、自分のほんとうの幸せに気づくことが必要です。「ほんとうの自分の幸せを見つけよう」、「自分らしく生きよう」とは、よく聞く言葉ですが、そのために大事なカギが伝わってないように思います。

そのカギを見つけるヒントとはなにかというと、じつはがんばりとともに生まれている苦しい感情の源に気づくこと、向き合うこと。もしかするとその源は、本来自分のものでない世の中の常識やルールに縛られた自分がつくり出しているかもしれません。

そうした感情を適切に認知することは、自分の幸せの感度を高めることにもなり、本来の自分が進む方向に気づく感度を高めてくれるのです。

マインドフルネスとは、心の平静を取り戻す技術であり、自分以外のなにかに縛られている自分に気づき、本来の自分を選択する技術でもあるのです。

本書の執筆に関して、ご自身のご経験や知識をもとにご協力をいただきました泉愛さん、小野澤綾花さん、岸本早苗さん、戸塚真理奈さん、富岡麻美さんには特にお礼を申し上げます。

「がんばっている同世代の女性たちにこそ、マインドフルネスが必要だと思うのです」と熱心に本書の企画を提案してくれた野本有莉さん、おおしまりえさんにも感謝申し上げます。

最後にいつもわたしの活動を支えてくれているＭｉＬＩの女性たち、木蔵シャフェ君子、藤田ゆかりに日頃の感謝を伝えます。ありがとうございます。

2018年5月

荻野淳也

参考文献

『世界のトップエリートが実践する集中力の鍛え方 ハーバード、Google、Facebook が取りくむマインドフルネス入門』
荻野淳也、木蔵シャフェ君子、吉田典生著、日本能率協会マネジメントセンター
『サーチ・インサイド・ユアセルフ――仕事と人生を飛躍させるグーグルのマインドフルネス実践法』
チャディー・メン・タン著、一般社団法人マインドフルリーダーシップインスティテュート監訳、柴田裕之訳、英治出版
『スタンフォードの脳外科医が教わった人生の扉を開く最強のマジック』
ジェームズ・ドゥティ著、関美和訳、プレジデント社
『JoY』
チャディー・メン・タン著、一般社団法人マインドフルリーダーシップインスティテュート監訳、高橋則明訳、ＮＨＫ出版

荻野淳也（おぎのじゅんや）
一般社団法人マインドフルリーダーシップインスティテュート代表理事。慶應義塾大学卒、外資系コンサルタントやベンチャー企業のIPO担当・取締役を経て、リーダーシップ開発、組織開発の分野で、一部上場企業からベンチャー企業までを対象にしたコンサルティング、トレーニング、エグゼクティブコーチングに従事。ミッションマネジメント、マインドフルリーダーシップ、マインドフルコーチングという軸で、リーダーや組織の本質的な課題にフォーカスし、リーダーや組織の変容を支援している。Googleで開発されたSIYの認定講師。慶應義塾大学大学院 システムデザインマネジメント研究科・研究員、特定非営利活動法人いい会社をふやしましょう・共同発起人でもある。
共著書に『世界のトップエリートが実践する集中力の鍛え方』（日本能率協会マネジメントセンター）、監修・解説として『マンガでわかるグーグルのマインドフルネス革命』（サンガ）、『スタンフォードの脳外科医が教わった人生の扉を開く最強のマジック』（ジェームス・ドゥティ著　プレジデント社）などがある。

心のざわざわ・イライラを消す
がんばりすぎない休み方
すき間時間で始めるマインドフルネス

2018年 7月 2日　第1刷発行
2019年 12月 2日　第8刷発行

著者　荻野淳也

デザイン　山田知子（chichols）
イラスト　北村みなみ
構成　おおしまりえ
本文組版　株式会社キャップス
校正　株式会社ぷれす
編集　野本有莉

発行者　山本周嗣
発行所　株式会社文響社
〒105-0001 東京都港区虎ノ門2丁目2-5 共同通信会館9F
ホームページ http:/bunkyosha.com　お問い合わせ info@bunkyosha.com

印刷　株式会社光邦
製本　古宮製本株式会社

ISBNコード：978-4-86651-050-7　Printed in Japan

この本に関するご意見・ご感想をお寄せいただく場合は、
郵送またはメール（info@bunkyosha.com）にてお送りください。

点線で切りとってデスクの上や手帳にはさんで使って下さい

まずは1回の深呼吸!

1. 背筋を伸ばして、

2. 鼻からゆっくり吸って、

3. ゆっくり吐く。

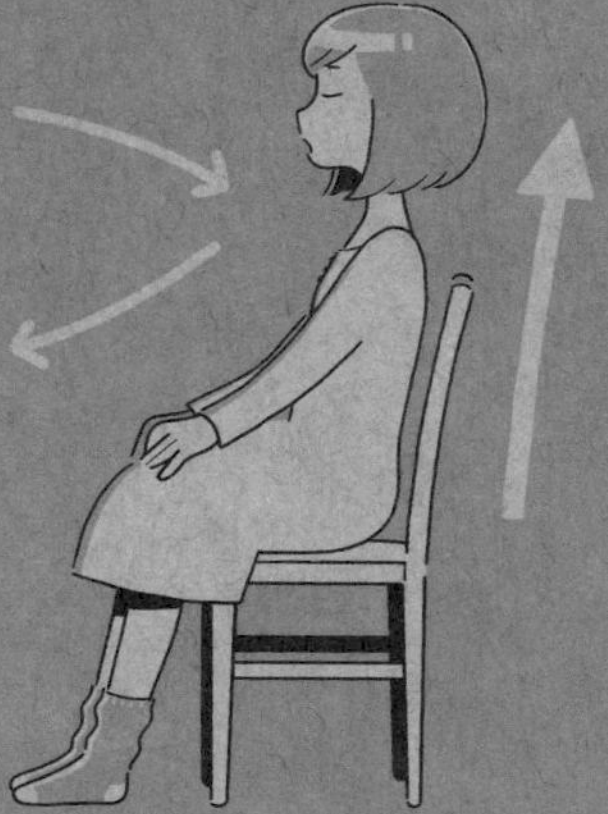

気分を切り替えるためにすぐできること

1 両手でコップを持って水を飲む

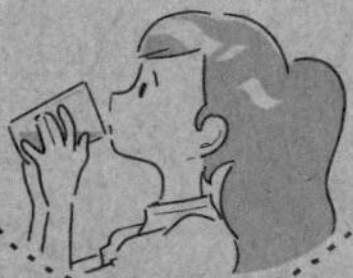

2 一粒のチョコを味わって食べる

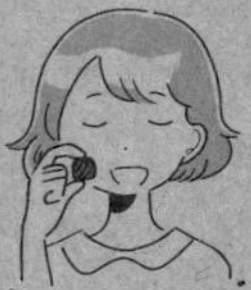

3 最初のひと口だけマインドフルに食べる

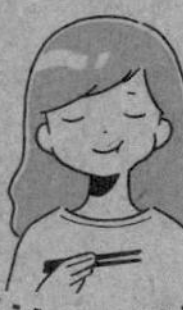

4 秘密の避難場所へちょこっと逃げる

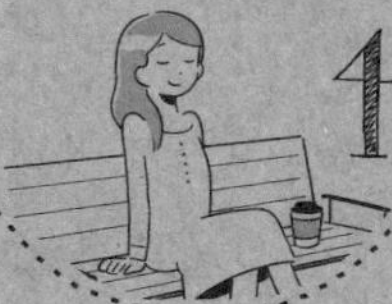

5 メッセージを送る前には深呼吸する

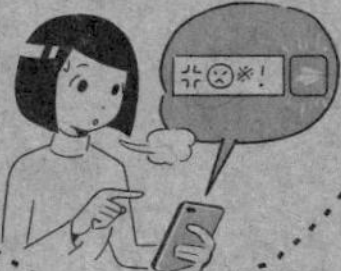

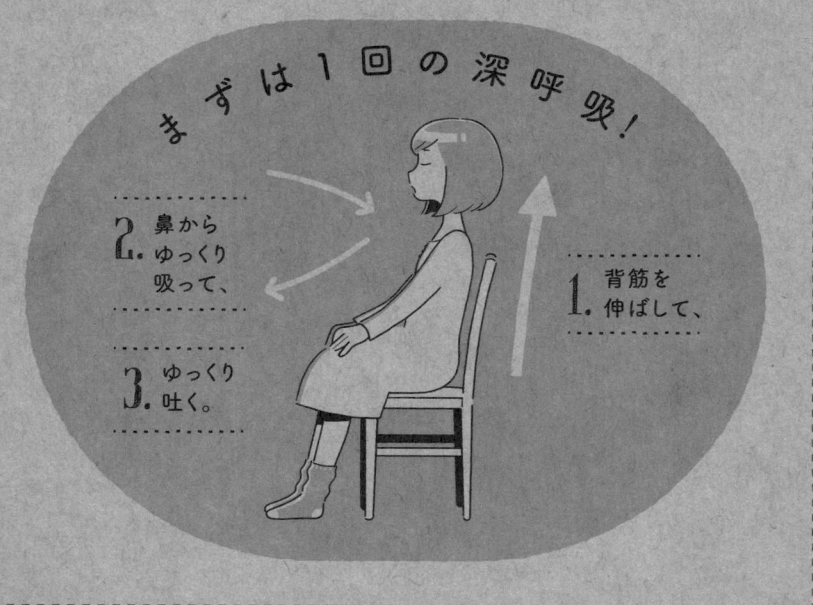

無理なく続けるコツまとめ

1.

「できない自分」を責めない

「ジャッジしない」という考え方が大切。「集中できないな」「深呼吸、これで合っているかな」と思ったら、そう感じている自分を認めればOK。

2.

まずは1回の深呼吸からやってみる

さぁこの本を一度とじて。姿勢を正して、はい深呼吸。それでOK。

3.

自分のもともとの習慣にくっつけてやってみる

時間がない人はお風呂に入るとき、通勤電車など、もともとやっていることのついでにやってみる。わざわざマインドフルネス専用の時間を作らなくてもOK。

続けるコツ、経験者に聞いてみました！

1.

「気持ちいいからやりたい！」と思えるようにする

海の近くに住んでいる方は、海岸を散歩するついでにマインドフルネスをするそうです。浜辺にすわってマインドフルネスをするのはとても気持ちよく、「気持ちいいからやりたい」と自然と続くようになったそうです。

2.

日々の暮らしのルーティンに取り入れる

通勤電車の中や歩いているときの移動中にやることを習慣づけている方もいます。こうすることで「忙しくてできなかった」となることがなくなるそうです。

3.

一緒に続けられる「仲間」を作る

誰かと一緒の方が続くのは、マインドフルネスも同じです。一人でいいので、マインドフルネスをやりたいと思っている仲間を見つけましょう。仲間を見つけるために、ヨガスタジオやお寺で行われている瞑想会に行ってみるのもおすすめです。